Manisha Ardhani
R. Punithavathy
M. Satyam

Vacina contra cárie

Manisha Ardhani
R. Punithavathy
M. Satyam

Vacina contra cárie

Da prevenção à proteção

ScienciaScripts

Imprint

Cover image: www.ingimage.com

This book is a translation from the original published under ISBN 978-620-8-41742-0.

Publisher:
Sciencia Scripts
is a trademark of
Dodo Books Indian Ocean Ltd. and OmniScriptum S.R.L publishing group

120 High Road, East Finchley, London, N2 9ED, United Kingdom
Str. Armeneasca 28/1, office 1, Chisinau MD-2012, Republic of Moldova, Europe
Managing Directors: Ieva Konstantinova, Victoria Ursu
info@omniscriptum.com

Printed at: see last page
ISBN: 978-620-8-55412-5

Índice

Introdução

A cárie dentária é uma doença microbiana do dente. A forma tradicional de tratar esta doença é através de intervenção cirúrgica, mas a tendência atual é prevenir a ocorrência da lesão. A vacina contra a cárie é um dos métodos de prevenção e erradicação da cárie dentária.

A cárie dentária é a doença oral mais prevalente a nível mundial e impõe graves encargos económicos e de saúde. Em 2015, um estudo concluiu que 2,4 mil milhões de pessoas tinham cáries não tratadas, afectando 34% dos adultos e 8% das crianças. Embora tenham sido implementadas várias estratégias para controlar a cárie dentária, a incidência da cárie tem-se mantido consistentemente elevada nas últimas décadas.

Apesar dos avanços no século XXI, a cárie dentária continua a ser uma das doenças infecciosas mais comuns. A sua prevalência foi confirmada pela organização mundial de saúde e afirma que a cárie dentária é um importante problema de saúde em todo o mundo. Embora o processo de cárie dentária seja multifatorial, as bactérias orais, os estreptococos mutans, como o streptococcus mutans e o streptococcus sobrinus, são considerados os agentes causadores da cárie dentária nos seres humanos[1].

As vacinas contra a cárie foram identificadas como uma boa estratégia para a prevenção da cárie através do mecanismo de inoculação, contra o streptococcus mutans, que é a principal bactéria etiológica que causa a cárie. Foram realizados muitos estudos com o objetivo de desenvolver uma vacina eficaz para a prevenção da cárie dentária. No mundo moderno, esta atingiu proporções epidémicas.

O desenvolvimento de uma vacina contra a cárie dentária está a ser investigado há mais de 30 anos. Em 1972, foi dito que uma vacina contra a cárie estava a ser testada em animais em Inglaterra e que começaria a ser testada em humanos em breve. Uma vacina contra a cárie dentária tem o potencial de atingir uma meta importante deste objetivo que é a ajuda na eliminação da cárie dentária em crianças. No desenvolvimento da vacina contra a cárie, o alvo tem sido a bactéria cariogénica, o streptococcus sobrinus e o streptococcus mutans.

Ao compreender a imunologia da cárie dentária, as vacinas são desenvolvidas e dirigidas contra os componentes antigénicos dos principais agentes causadores, o streptococcus mutans. Assim, a ocorrência de cáries dentárias será evitada. A vacina contra a cárie foi identificada como uma boa estratégia para a prevenção da cárie, através do mecanismo de inoculação contra o estreptococo mutans, que é a principal bactéria etiológica da cárie.[1]

A vacinação contra a cárie é uma abordagem programada para pré imunizar e proteger as pessoas propensas à cárie, principalmente as crianças, utilizando proteínas presentes nas superfícies bacterianas da flora oral, principalmente streptococcus mutans (antigénios), para induzir o corpo humano a produzir naturalmente anticorpos contra estes antigénios.

A vacina também tem como alvo a capacidade de formação de biofilme, dificultando a sua ampla aderência aos dentes e a formação de cáries. Tem o potencial de revolucionar os cuidados de saúde oral em todo o mundo, oferecendo uma solução prática a longo prazo para a cárie dentária.

História

A vacinação contra a cárie, também conhecida como imunização anticárie, é um método proposto para prevenir a cárie dentária, utilizando vacinas para estimular a produção de anticorpos que têm como alvo as bactérias responsáveis pela cárie dentária. Tendo em mente estas barreiras, é vital para a saúde pública dentária desenvolver uma vacinação eficaz contra a cárie, particularmente para aqueles que não recebem cuidados de saúde regulares.[2]

O princípio da imunização contra a cárie dentária foi introduzido por "BOWEN", onde o autor demonstrou que macacos imunizados com S. mutans desenvolviam menos cáries do que aqueles que não eram imunizados. Atualmente, as vacinas contra a cárie têm vindo a ser desenvolvidas e são conhecidas como uma boa estratégia para a prevenção da cárie dentária devido ao mecanismo de inoculação contra bactérias, nomeadamente o streptococcus mutans, que é considerado o principal agente patogénico causador da cárie dentária.

A vacina contra a cárie induz imunidade humoral específica para inibir a aderência e a colonização de S. mutans nos dentes. Uma vacina contra a cárie é concebida principalmente para desempenhar um papel protetor contra o processo de cárie dentária. Tal como qualquer outra vacina, a vacina contra a cárie também deve ser administrada antes da introdução do agente infecioso no sistema.[4]

O progresso no sentido do desenvolvimento de vacinas práticas exige a avaliação das vacinas candidatas em ensaios clínicos. Tendo em conta estas barreiras, é vital para a saúde pública dentária desenvolver uma vacina eficaz contra a cárie. Particularmente para aqueles que não recebem cuidados de saúde regulares.

Mais recentemente, as vacinas também têm sido consideradas para reeducar a imunidade, como pode ser necessário para as vacinas anti-cárie. O principal objetivo da preparação de uma vacina bem sucedida é provocar a resposta imunitária adequada, quer ao antigénio de interesse, quer a outros antigénios em preparação.

As vacinas são utilizadas para educar e treinar a resposta imina de uma forma segura, eficaz e controlada para lidar adequadamente com desafios de infeção que podem causar efeitos potencialmente patogénicos, incluindo a morte no hospedeiro não tratado.

O desenvolvimento de vacinas anti-cárie tem sido dificultado por vários desafios, incluindo a necessidade de identificar antigénios que sejam simultaneamente imunogénicos e específicos para S. mutans, bem como a dificuldade de induzir uma resposta imunitária forte e duradoura contra a bactéria no ambiente oral.[3]

Embora alguns ensaios clínicos de vacinas variadas tenham mostrado resultados promissores na redução da incidência de cáries, são necessários mais estudos para determinar a fiabilidade e a segurança destas vacinas em grupos maiores e ao longo de períodos mais alargados, a fim de prevenir a cárie dentária na comunidade de maior risco.

Apesar de algum sucesso com medidas preventivas, a cárie dentária continua a ser prevalente e dispendiosa em muitas populações, e o desenvolvimento de uma vacina para prevenir a cárie dentária continua a ser um objetivo desejável. As tentativas de desenvolver uma vacina contra a cárie dentária começaram com a imunização usando chamadas inteiras do agente etiológico primário streptococcus mutans em macacos rhenus.[2]

ANTECEDENTES DA VACINA CONTRA A CÁRIE:

1) Miller (110 anos) - papel das bactérias na cárie.

2) Clarke - no início do século passado, isolou a bactéria streptococcus mutans.

3) Na segunda metade do século, foram feitas algumas indicações sobre a cariogénese.

4) 1986- Loesche indicou alguns para a iniciação de cáries.

5) 1992- Smith et al encontraram IgA que impede a colonização.

6) 1999 - Orga et al apresentaram diferentes aspectos da imunidade das mucosas.

7) 2002-Ajdic et al genoma completo.

Com o objetivo de evitar a cárie dentária, foram produzidas muitas vacinas, incluindo vacinas de células inteiras, que são feitas a partir de bactérias S. mutans mortas, vacinas de subunidades que visam antigénios específicos nas superfícies bacterianas e vacinas de ADN que utilizam plasmídeos geneticamente modificados para estimular a resposta imunitária.

A ideia de utilizar a vacinação para prevenir a cárie dentária remonta à década de 1920, quando investigadores 1st descobriram que a imunização com culturas mortas de streptococcus mutans podia diminuir a prevalência de cáries nos dentes em experiências de estudo com animais.

O conceito de vacinação contra a cárie dentária existe praticamente desde o momento em que se reconheceu que esta doença resultava da colonização dos dentes por bactérias acidogénicas, embora se pensasse inicialmente que os agentes etiológicos eram os lactobacilos.[4]

Nas décadas de 1970 e 1980, os investigadores desenvolveram novas abordagens para a vacinação contra a cárie, envolvendo a aplicação de uma estirpe de S. mutans viva em culturas isoladas, juntamente com a utilização de culturas vivas recombinantes e a utilização de tecnologia de ADN recombinante para produzir antigénios que pudessem estimular uma resposta imunitária.

Estas novas vacinas mostraram resultados mais promissores em estudos com animais e em ensaios clínicos iniciais, mas para avaliar a sua eficácia em seres humanos, são ainda necessárias investigações adicionais. As vacinas contra a cárie podem ter como alvo diferentes fases fisiopatológicas de S. mutans para a prevenção imunológica da cárie dentária. Ao longo das últimas décadas, foram formadas várias superfícies ou produtos segregados de S. mutans em três antigénios proteicos, adesinas conhecidas como antigénios proteicos, proteínas de ligação de glucanos e glucosiltransferases.

Rusell et al. explicaram os possíveis mecanismos de ação dos anticorpos IgA salivares através da interferência da ligação dependente e independente da sacarose do estreptococo mutans à superfície do dente. Estudos realizados em numerosos laboratórios ao longo de décadas demonstraram a viabilidade da imunização de roedores e primatas experimentais com antigénios proteicos derivados do estreptococo mutans contra a colonização oral por estreptococos mutans e o desenvolvimento de cáries dentárias.[5]

O conceito de vacinação na cavidade oral baseou-se em três descobertas principais. A natureza transmissível e infecciosa da cárie dentária, a descoberta e a compreensão do sistema imunitário secretor. As vacinas contra esta patologia são desenvolvidas principalmente com o objetivo de proporcionar imunidade. Para prevenir o desenvolvimento e colonização do streptococcus mutans um dos germes etiológicos mais frequentes, têm sido desenvolvidas e investigadas as que actuam diretamente sobre as proteínas bacterianas como as proteínas recombinantes e alguns adjuvantes para melhorar o seu efeito imunitário, outras estudam a utilização de vacinas já existentes que muitas influenciam a cárie.[5]

Uma vez que as causas podem surgir em qualquer altura da vida, uma vacina contra a cárie deve proporcionar uma imunidade duradoura. Por conseguinte, os estudos futuros devem centrar-se em novos alvos antigénicos para produzir vacinas com resultados cada vez mais eficazes.

Posteriormente, outros estudos utilizaram a imunização local em ratos para induzir IgA salivar que, por sua vez, exibiu uma redução nos estreptococos mutans, bem como na extensão da cárie dentária. Mais tarde, muitos autores, no início da década de 1970, realizaram estudos em animais, relativos à imunização contra a cárie dentária e demonstraram que a cárie é evitável através da indução de uma resposta específica de IgA salivar na região da glândula salivar.

Clarke foi o primeiro a isolar estreptococos a partir de lesões cariosas e identificou a sua associação com a doença, tendo posteriormente designado a sua nova espécie como S. mutans. Os mutans Rusell et al explicaram os possíveis mecanismos de ação dos anticorpos IgA salivares através da interferência da ligação independente e dependente da sacarose do estreptococo mutans à superfície do dente. Estudos realizados em numerosos laboratórios ao longo de décadas demonstraram a viabilidade da imunização de roedores e primatas experimentais com antigénios proteicos derivados do estreptococo mutans contra a colonização oral por estreptococos mutans e o desenvolvimento de cáries dentárias.[5]

O conceito de vacinação na cavidade oral baseou-se em três descobertas principais. A natureza transmissível e infecciosa da cárie dentária, a descoberta e a compreensão do sistema imunitário secretor. As vacinas contra esta patologia são desenvolvidas principalmente com o objetivo de proporcionar imunidade. Para prevenir o desenvolvimento e a colonização do streptococcus mutans, um dos germes etiológicos mais frequentes, têm sido desenvolvidas e investigadas vacinas que actuam diretamente sobre as proteínas bacterianas, tais como as proteínas recombinantes e alguns adjuvantes para melhorar o seu efeito imunitário. Outras estão a estudar a utilização de vacinas já existentes que influenciam muitas vezes a cárie.[5]

Uma vez que as causas podem surgir em qualquer altura da vida, uma vacina contra a cárie deve proporcionar uma imunidade duradoura. Por conseguinte, os estudos futuros devem centrar-se em novos alvos antigénicos para produzir vacinas com resultados cada vez mais eficazes.

Posteriormente, outros estudos utilizaram a imunização local em ratos para induzir IgA salivar que, por sua vez, exibiu uma redução nos estreptococos mutans, bem como na extensão da cárie dentária. Mais tarde, muitos autores, no início da década de 1970, realizaram estudos em animais sobre a imunização contra a cárie dentária e demonstraram que a cárie é evitável através da indução de uma resposta específica de IgA salivar na região da glândula salivar.

As estirpes mutantes dos micróbios estreptococos, responsáveis pelas cáries nos dentes, são combatidas pela vacina contra a cárie através do reforço da potência do sistema imunitário.[3]

Quando uma vacina é infetada na corrente sanguínea, o organismo responde produzindo anticorpos que têm como alvo as bactérias, a sua capacidade de multiplicação e disseminação. A vacina também tem como alvo a capacidade de formação de biofilme das bactérias, dificultando a sua aderência aos dentes e a formação de cáries.

A vacina contra a cárie apresenta vários benefícios, incluindo:

a) redução da probabilidade de cáries dentárias

b) custo-eficácia

c) baixo risco de efeitos secundários.

Tem o potencial de revolucionar os cuidados de saúde oral em todo o mundo, oferecendo uma solução prática e a longo prazo para a cárie dentária. Os adjuvantes, que melhoram a imunogenicidade do antigénio e aceleram, prolongam ou aumentam as respostas imunitárias específicas do antigénio, são, por conseguinte, necessários para ajudar a PAC a obter respostas imunitárias suficientemente eficazes para a proteção contra a cárie. Foram desenvolvidos vários adjuvantes para preparar vacinas contra a cárie.

Aquisição de S. mutans e cáries dentárias

O S. mutans foi inicialmente isolado de lesões cariosas humanas em 1924 por "Clark", que reconheceu o seu potencial papel na etiologia da cárie dentária. Chamou a este microrganismo S. mutans com base nas suas caraterísticas numa coloração de Gram, ou seja, era mais oval do que redondo e, portanto, parecia ser um mutante de um estreptococo. [5]

Esta descoberta ficou adormecida durante quase 40 anos até que foram efectuados estudos em animais experimentais utilizando isolados microbianos semelhantes ao S. mutans originalmente descrito, o que indicou claramente que a cárie dentária era de etiologia bacteriana e era uma infeção transmissível.

Apesar dos extensos estudos que se seguiram em modelos animais experimentais, demonstrando o papel etiológico do S.mutans na cárie dentária, foi apenas em resultado dos meticulosos estudos de Loesche e colaboradores que se obtiveram provas definitivas demonstrando que o S.mutans era o agente etiológico da cárie dentária humana. Estes resultados deram um importante impulso aos estudos que visavam o desenvolvimento de uma vacina contra a cárie, que é o principal objeto desta revisão.

A era moderna da terapia vacinal começou no final de 1960 com a utilização de S.mutans por William Bowen para imunizar macacos irus por via intravenosa. Nessa altura, sabia-se que a maioria das pessoas tinha S.mutans na sua placa bacteriana. No entanto, tornou-se claro, a partir de estudos em animais, que uma vez que estes organismos colonizavam a placa dentária, eram extremamente difíceis de desalojar.[5]

Assim, a maioria das abordagens experimentais de vacinas contra a cárie dentária tentaram modificar a infeção inicial com S.mutans. A tradução desta abordagem para os seres humanos exigia que soubéssemos quando é que as crianças eram infectadas com S.mutans e de onde vinha a infeção.

Estudos da história natural da aquisição oral de estreptococos por bebés revelaram que, em circunstâncias normais de dieta e desafio, as crianças tornam-se permanentemente colonizadas por estreptococos mutans entre meados do segundo ano e o final do terceiro ano de vida.

Page Caufield et al referiram-se a este período como a "JANELA DE INFECTIVIDADE". Vários grupos concluíram que a fonte primária de infeção era materna, embora provas recentes sugiram que a transferência não familiar pode ocorrer quando as condições ambientais favorecem fortemente a colonização.

A "JANELA" pode abrir-se ainda mais cedo se os níveis de infeção materna por S. mutans forem elevados, associados a uma exposição frequente à sacarose alimentar. Técnicas mais sensíveis para a deteção microbiana, por exemplo, a tecnologia de sonda de ADN, também sugeriram que baixos níveis de S. mutans no leite materno podem ser detectados mais cedo: A tecnologia de sonda de DNA também sugeriu que baixos níveis de estreptococos mutans podem ser encontrados na cavidade oral durante o primeiro ano de vida, especialmente em populações propensas a cáries. No entanto, os estreptococos mutans nessas crianças não estão a colonizar o seu habitat ecológico preferido.[6]

A associação entre o streptococcus mutans e a cárie dentária:-

Um tipo particular de organismo chamado streptococcus mutans está frequentemente presente no cálculo dentário e está intimamente ligado ao aparecimento de cáries na boca, também conhecido como apodrecimento dentário. Um tipo de bactéria gram-positiva chamada S. mutans tem a capacidade de produzir lactato a partir de hidratos de carbono da dieta, o que pode reduzir o esmalte dentário e causar cáries. Além disso, a S. mutans tem a capacidade de fabricar glucanos, que são açúcares aderentes que permitem que os micróbios se colem às superfícies dos dentes e criem biofilmes, que os protegem da esclerose e acolhem reacções imunológicas.[6]

S. mutans está altamente adaptado ao ambiente oral, uma vez que é capaz de prosperar nas condições de baixo pH da boca e pode tolerar os compostos antimicrobianos encontrados na saliva.

Pode também co-agregar-se com outras bactérias orais para formar comunidades microbianas complexas que contribuem para a formação da placa dentária.

Um dos métodos mais eficazes para evitar a cárie dentária é impedir o crescimento do S.mutans e diminuir a sua capacidade de gerar ácidos e criar biofilmes. Para tal, podem ser utilizadas várias estratégias, incluindo a prática consistente de bons hábitos dentários, como o uso de fio dental e a limpeza dos dentes, a limitação dos açúcares e hidratos de carbono da dieta e a utilização de produtos dentários que contenham flúor, como pastas de dentes e elixires.

Para evitar a formação de bactérias chamadas S.mutans e proteger o dente da deterioração, os dentistas também podem empregar substâncias antimicrobianas ou selantes.[5]

A cárie dentária é causada por um grupo de organismos chamados streptococcus mutans e ocorre em três fases:

a) Uma interação inicial com a superfície do dente mediada por adesões.

b) A acumulação de bactérias num biofilme.

c) A produção de glucose e glucanos pela enzima bacteriana glucosiltransferase e a formação de ácido lático.

A sua propriedade de virulência é a capacidade de formar biofilme, conhecido como placa dentária, nas superfícies dos dentes . Formam glucosiltransferases, proteínas de ligação ao glucano e a proteína de superfície celular antigénio C. A formação de biofilme é iniciada por interações entre bactérias planctónicas e uma superfície oral em resposta a sinais ambientais adequados

S. mutans metaboliza hidratos de carbono para aderir e formar biofilme nas superfícies dentárias, permitindo assim que o agente patogénico tolere flutuações ambientais rápidas e frequentes, tais como a disponibilidade de nutrientes, transições aeróbias para anaeróbias e alterações do PH.[5]

Além disso, em resposta a sinais físicos e químicos, as bactérias regulam diversos processos fisiológicos de uma forma dependente da densidade celular, conhecida como deteção de quorum, que utilizam para modular as respostas ao stress ambiental.

O S. mutans é o principal microrganismo causador de cáries dentárias em todo o mundo e também é considerado o mais cariogénico de todos os estreptococos orais. S.mutans refere-se a um grupo de sete espécies estreitamente relacionadas que são coletivamente referidas como estreptococos mutans.

Múltiplos factores, como a aderência às superfícies dentárias, a produção de ácido, a acumulação de reservas de glucagon e a síntese de polissacáridos extracelulares, estão envolvidos na formação da cárie dentária. Estas bactérias alteram as condições ambientais da flora oral, o que permite a colonização de outros organismos fastidiosos e aumenta ainda mais a formação da placa dentária.[5]

Os receptores especialmente equipados com S.mutans permitem-lhes fixar-se à superfície do dente, criando assim um ambiente brilhante. Uma vez aderidos à película salivar do esmalte, os produtores de ácidos fortes, como os estreptococos mutans e os lactobacilos , criam um ambiente ácido para promover o processo de formação de cáries. A capacidade do S. mutans como potente iniciador de cáries deve-se principalmente a factores de virulência que são sobretudo exclusivos dele próprio, desempenhando assim um papel importante na formação de cáries.

Além disso, produz ácido lático como parte do metabolismo e também a sua capacidade de aderir às superfícies dentárias na presença de sacarose através da formação de glucanos solúveis em água, que são polissacáridos que ajudam a ligar as bactérias à superfície dentária. As caraterísticas da produção de grandes quantidades de ácido lático a um ritmo rápido e a tolerância a condições extremas de temperatura[6]

a) concentração de açúcar

b) força iónica

c) PH fazem com que os estreptococos mutans sejam eficientes na causa de cáries dentárias.

Um tipo particular de organismo chamado streptococcus mutans está frequentemente presente no cálculo dentário e está intimamente ligado ao aparecimento de cáries na boca, também conhecido como apodrecimento dentário.

Um tipo de bactéria gram positiva chamada S.mutans tem a capacidade de produzir lactato a partir dos hidratos de carbono da dieta, o que pode reduzir o esmalte dos dentes e causar cáries.

Adicionalmente, o S. mutans tem a capacidade de fabricar glucases, que são açúcares aderentes que permitem aos micróbios aderir às superfícies dos dentes e criar biofilmes, que protegem a pele da raspagem e acolhem a reação imunológica. O S. mutans está altamente adaptado ao ambiente oral, uma vez que é capaz de prosperar nas condições de baixo pH da boca e tolerar os compostos antimicrobianos encontrados para formar comunidades microbianas complexas que contribuem para a formação da placa dentária.

Um dos métodos mais eficazes para evitar a cárie nos dentes é impedir o crescimento do S.mutans e diminuir a sua capacidade de gerar ácidos e criar biofilmes. Para tal, podem ser utilizadas várias estratégias, incluindo a prática consistente de bons hábitos dentários, como o uso de fio dental, a limpeza dos dentes, a limitação dos açúcares e hidratos de carbono da dieta e a utilização de produtos dentários com flúor, como pastas de dentes e elixires.[5]

Para evitar a formação de bactérias chamadas S.mutans e proteger a detorção dos dentes, os dentistas podem também utilizar substâncias antimicrobianas e selantes de fossas e fissuras.

Patogénese molecular da cárie dentária

Um tipo particular de organismo chamado Streptococcus mutans está frequentemente presente no cálculo dentário e está intimamente ligado ao aparecimento de cáries na boca, também conhecido como apodrecimento dentário.

Um tipo de bactéria gram-positiva chamada S. mutans tem a capacidade de produzir lactato a partir de hidratos de carbono da dieta, o que pode reduzir o esmalte dos dentes e causar cáries. Além disso, a S. mutans tem a capacidade de fabricar glucanos, que são açúcares aderentes que permitem que os micróbios se fixem nas superfícies dos dentes e criem biofilmes que os protegem da raspagem e que são hospedeiros de reacções imunológicas. [1]

A era moderna da terapia vacinal começou no final da década de 1960 com o uso de S. mutans por William Bowen para imunizar macacos irus por via intravenosa. Nessa altura, sabia-se que a maioria das pessoas transportava S. mutans na sua placa dentária. No entanto, os estudos em animais tornaram claro que, uma vez que estes organismos colonizavam a placa dentária, eram extremamente difíceis de desalojar. Assim, a maior parte (mas não todos) dos estudos experimentais.

As abordagens da vacina contra a cárie dentária tentaram modificar a infeção inicial com S. mutans. A transposição desta abordagem para os seres humanos exige que saibamos quando é que as crianças são infectadas pela primeira vez com S. mutans e de onde veio a infeção.

Estudos da história natural da aquisição oral de estreptococos por bebés revelaram que, em circunstâncias normais de dieta e desafio, as crianças ficam permanentemente colonizadas com estreptococos mutans entre meados do segundo ano e o final do terceiro ano de vida. Page Caufield et al referiram-se a este período como a "janela de infecciosidade". Vários grupos concluíram que a fonte primária de infeção era materna, embora recentemente

As evidências sugerem que a transferência não-familiar pode ocorrer quando as condições ambientais favorecem fortemente a colonização.[3,7]

A "janela" pode abrir-se ainda mais cedo se os níveis maternos de infeção por S. mutans forem elevados, associados a uma exposição frequente à sacarose na dieta. Técnicas mais sensíveis para a deteção microbiana, por exemplo, a tecnologia de sonda de DNA, também sugeriram que baixos níveis de estreptococos mutans podem ser encontrados na cavidade oral durante o primeiro ano de vida, especialmente em populações propensas a cáries. No entanto, os estreptococos mutans nessas crianças não estão a colonizar o seu habitat ecológico preferido nesta idade precoce. Assim, os dados sugerem que pode existir uma "janela de oportunidade de vacinação" entre os doze e os dezoito meses para a maioria das populações.

Caraterísticas de S.Mutans:

Os estreptococos mutans têm sido implicados como o principal agente actiológico envolvido no início da cárie dentária nos seres humanos. Esta bactéria possui muitas proteínas associadas à parede celular. Estas incluem as enzimas glucosiltransferase (GTF) e fructosiltransferase, a proteína estrutural adesina AgI/II e as proteínas de ligação ao glucano (GLU). Outros componentes da parede celular são o ácido lipoteicóico, o fosfato de poliglicerol e os polissacáridos (por exemplo, serotipo de hidratos de carbono, glucanos e frutanos). Estes componentes medeiam a fixação, a produção de polissacáridos, o metabolismo e outras funções envolvidas na patogenicidade deste organismo. A capacidade dos estreptococos mutans para aderir e colonizar as superfícies dentárias desempenha um papel importante na virulência. A colonização parece envolver uma adesão inicial ao dente independente da sacarose e uma acumulação celular dependente da sacarose.

Estas fases envolvem a proteína fibrilar de superfície, AgI/II, e as enzimas GTF associadas às células dos estreptococos mutans; estas proteínas foram implicadas como factores-chave na patogénese molecular da cárie dentária. Os genes que codificam AgI/II, GTF e outros factores de virulência dos estreptococos mutans foram clonados e caracterizados e estão a ser utilizados em estudos sobre a patogénese e na conceção de vacinas. [7]

A patogénese molecular dos estreptococos mutans parece envolver várias fases (Staat et al., 1980), cada uma das quais pode oferecer alvos para intervenção imunológica. Os estreptococos acidogénicos requerem que a fixação inicial ao dente seja conseguida através da interação de proteínas bacterianas com lectinas na película dentária que cobre a superfície do dente. Este traço é caraterístico de uma família de adesinas estreptocócicas, referidas como antigénio I/ll ou PAc em Streptococcus mutans, que demonstraram ligar-se a componentes salivares em películas dentárias experimentais. Lamont e colaboradores (1991) têm provas que sugerem que a aderência do antigénio I/ll do S mutans ao streptococcus sanguis e ao actinomyces viscosus revestidos de saliva é mediada por uma glicoproteína ácida, semelhante à mucina (aglutinina) encontrada na saliva parótida e submandibular (Demuth et al., 1990). Foram também atribuídas outras propriedades de ligação ao antigénio 1/II (revisto em Hajishengallis e Michalek, 1999). Pelo menos duas regiões de ligação do antigénio I/II podem estar envolvidas em actividades adesivas mediadas por componentes salivares (Crowley et al., 1993;)

Nakai et al., 1993; Kelly et al., 1995). A patogenicidade final dos estreptococos mutans ocorre através da erosão do mineral semelhante à hidroxiapatite no esmalte dentário pelo ácido lático, um produto final do metabolismo bacteriano. No entanto, concentrações significativamente destrutivas deste ácido requerem a acumulação substancial destes estreptococos acidogénicos na placa dentária. Este processo de acumulação é iniciado pela atividade de glucosiltransferases extracelulares (GTF), várias das quais são constitutivamente segregadas pelos estreptococos mutans. Na presença de sacarose, as GTFs sintetizam várias formas de glucanos extracelulares ramificados de elevado peso molecular. Os GTFs que sintetizam formas insolúveis de glucano (S. mutans GTF-B e GTF-C) têm sido mais estreitamente associados à patogenicidade. Estes polímeros de glucose fornecem uma estrutura para a agregação de S. mutans e de outros estreptococos orais através da interação com proteínas de ligação ao glucano associadas às células bacterianas. Várias proteínas de ligação ao glucano foram descritas em S. mutans e S. sobrinus. [8]

Embora cada um destes GBPs tenha a capacidade de se ligar a certas formas de glucano e alguns tenham demonstrado estar associados às células, as suas contribuições únicas para o desenvolvimento da placa in vivo ainda não são claras.

Os GTF também contêm domínios de ligação aos glucanos que permitem a sua ligação. As interações dos glucanos com os domínios de ligação aos glucanos associados às células dos GTFs e das GBPs combinam-se para causar uma extensa acumulação de estreptococos mutans no biofilme dentário. Uma vez que os GTFs e os GBPs também são segregados no ambiente extracelular, a sua incorporação específica ou não específica na película salivar também forneceria locais de ligação para os estreptococos mutans.

Teoricamente, a fase seguinte da patogénese resulta das actividades metabólicas destas massas de estreptococos mutans acumulados (e possivelmente de outros microrganismos associados à acumulação). Os estreptococos mutans são os produtores mais prolíficos de ácido lático nestas acumulações (Gibbons e van Houte, 1975), embora outras "bactérias de pH baixo" possam também contribuir (van Ruyven et al., 2000). A cárie dentária surge então, porque o aumento resultante da síntese de ácido lático não pode ser suficientemente tamponado para evitar a dissolução do esmalte.

A complicada interação entre microrganismos, factores relacionados com o hospedeiro e factores externos desempenha um papel na predileção molecular da cárie dentária. As estirpes mutantes de Streptococcus e determinados tipos de Lactobacillus são os principais géneros de bactérias responsáveis pelo aparecimento de cáries nos dentes. Como consequência da decomposição dos açúcares dos alimentos, estes micróbios criam ácidos, que podem destruir o esmalte e a dentina dos dentes e causar cáries. A S. mutans também produz glucanos, que os micróbios utilizam para se agarrarem às superfícies dos dentes e criarem biofilmes que os protegem das reacções imunológicas humanas e da erradicação manual. [9]

O desenvolvimento da cárie dentária é significativamente influenciado por variáveis do hospedeiro. Para além da forma e composição do esmalte e da dentina do dente, os genes podem também afetar os níveis de pH e a natureza dos micróbios que vivem na boca. Variáveis semelhantes do hospedeiro encontradas na saliva podem ter um impacto no desenvolvimento e na fisiologia dos micróbios orais. As cáries dos dentes também podem ser influenciadas por circunstâncias como os hábitos alimentares e a ingestão de flúor. Enquanto a ingestão de alimentos ricos em açúcares e hidratos de carbono serve de base para o crescimento microbiano e a produção de ácido, o flúor ajuda na remineralização do esmalte dos dentes e impede o desenvolvimento de microrganismos que produzem acidez.

A patogénese molecular da cárie dentária associada ao estreptococo mutans envolve uma série de eventos de ligação que acabam por levar à acumulação de um número suficiente destas bactérias cariogénicas para causar a doença. O evento de ligação inicial parece envolver a interação de adesinas da superfície celular bacteriana (antigénio I/II) com receptores na película salivar. Estes estreptococos cariogénicos acumulam-se depois no biofilme dentário após a síntese enzimática de glucanos extracelulares que fornecem múltiplos locais de ligação para as proteínas de ligação aos glucanos (GBP) associadas à célula bacteriana. Pelo menos seis proteínas com propriedades de ligação ao glucano (ou seja, a capacidade de ligar a-1,6-glucano) foram identificadas em Streptococcus mutans e Streptococcus sobrinus, as duas espécies de estreptococos mutans mais estreitamente associadas à doença humana. Três destes GBPs, todos de S. mutans, foram clonados e sequenciados (GBP-A, GBP-B e GBP-C).

As suas sequências têm poucas semelhanças. Várias linhas de evidência sugerem que a GBP-A contribui para o desenvolvimento do biofilme de S. mutans. No entanto, os papéis de GBP-B e GBP-C na patogénese molecular de S. mutans ainda não foram completamente resolvidos.[10]

As estratégias de imunização que utilizam glucosiltransferases (GTFs) de adesinas estreptocócicas demonstraram interferir eficazmente na patogénese molecular dos estreptococos mutans. O bloqueio imunitário da atividade de ligação ao glucano das GBPs de S. mutans pode constituir outra estratégia eficaz, dado o aparente papel central destas proteínas na fase de acumulação da microbiota cariogénica nos biofilmes dentários. Atualmente, a GBP-B de S. mutans é a proteína de maior interesse imunológico neste contexto. Esta proteína tem pouca semelhança antigénica com outras GBPs de S. mutans ou S. sobrinus.[10]

A saliva de crianças pequenas contém frequentemente anticorpos de imunoglobulina A (IgA) contra a GBP-B de S. mutans[25], indicando que a infeção inicial com S. mutans pode levar à indução de respostas imunitárias a esta proteína em seres humanos. A GBP-B parece ser significativamente mais imunogénica do que a GBP-A em roedores.

Além disso, a imunização ativa com S. mutans GBP-B induz respostas imunitárias que resultam em níveis mais baixos de colonização por S. mutans e na redução da cárie dentária causada pela infeção experimental com S. mutans[27]. Uma imunização ativa semelhante com GBP-A não demonstrou estes efeitos protectores[24]. Assim, o anticorpo para S. mutans GBP-B parece ter o potencial de modular a infeção e a doença causada por S. mutans.

As abordagens de imunização passiva têm sido utilizadas com sucesso para interferir na infeção por estreptococos mutans e na cárie dentária resultante. Experiências que utilizam a transferência intravenosa, por aleitamento, por dieta ou por bochechos de anticorpos criados para estreptococos mutans intactos.

A patogénese molecular dos estreptococos mutans (EM) depende da capacidade destes microrganismos cariogénicos de se acumularem nas superfícies dentárias. Este processo ocorre a partir da síntese extracelular de glucanos a partir da sacarose por enzimas glucosiltransferase (GTF) segregadas pelos EM. A ligação de glucanos associada a proteínas da superfície celular medeia a ligação das EM aos glucanos sintetizados, tal como o faz a GTF, cujo terço C-terminal contém múltiplos domínios de ligação a glucanos. Coletivamente, estas interações resultam na acumulação bacteriana.[11]

Uma vez que tanto a GTF como as proteínas de ligação ao glucano (Gbp) são essenciais para a patogenicidade da EM, estas proteínas têm sido procuradas como componentes de potenciais vacinas contra a cárie dentária . As enzimas GTF nativas de Streptococcus mutans e Streptococcus sobrinus, bem como a GbpB de S. mutans, têm sido eficazes como vacinas em modelos experimentais de cárie dentária. Construções peptídicas sintéticas derivadas do domínio catalítico (CAT) ou do domínio de ligação ao glucano (GLU) da GTF do estreptococo mutans demonstraram induzir imunidade protetora contra a infeção experimental com estreptococos mutans cariogénicos.[11]

A identificação de péptidos sintéticos derivados da GbpB de S. mutans associados à atividade proteica foi mais problemática. No entanto, uma vez que a GbpB é excecionalmente imunogénica, a sua sequência foi explorada para peptídeos com potencial para serem apresentados nas superfícies das células apresentadoras de antigénios no contexto das moléculas de classe II do complexo principal de histocompatibilidade (MC) aos linfócitos T no processo que conduz à formação de anticorpos. A imunização de ratos com uma construção peptídica, SYI, cuja sequência tinha sido identificada através de análise bioinformática como tendo este potencial, deu origem a imunidade protetora contra a cárie dentária associada a S. mutans.

O valor das vacinas de subunidades reside não só no facto de concentrarem a resposta imunitária a epítopos relevantes, mas também no facto de permitirem a combinação numa vacina de tais epítopos de diferentes regiões da proteína nativa ou, na verdade, de incluírem múltiplos componentes associados à patogénese na construção.

Mostrámos anteriormente que a imunização com uma construção de péptido antigénico múltiplo (MAP) diepitópica que continha péptidos de dois domínios GTF distintos (actividades catalíticas e de ligação ao glucano) aumentava o nível de proteção contra a cárie dentária causada por S. sobrinus, em comparação com o nível de proteção por imunização com qualquer uma das construções isoladamente. Para além da presença de domínios funcionais complementares do GTF, um destes peptídeos (GLU) continha um epítopo de células T que se pensou ser responsável por parte da melhoria da resposta imunitária ao epítopo de células B no outro componente peptídico (CAT) da construção diepitópica desta vacina de subunidade GTF.[12]

S. mutans está altamente adaptado ao ambiente oral, uma vez que é capaz de se desenvolver nas condições de pH baixo da boca e pode tolerar os compostos antimicrobianos encontrados na saliva. Pode também co-agregar-se com outras bactérias orais para formar comunidades microbianas complexas que contribuem para a formação da placa dentária. Um dos métodos mais eficazes para evitar a cárie dentária é impedir o crescimento de S. mutans e diminuir a sua capacidade de gerar ácidos e criar biofilmes. Para tal, podem ser utilizadas várias estratégias, incluindo a prática consistente de bons hábitos dentários, como o uso de fio dentário e a limpeza dos dentes, a limitação dos açúcares dietéticos e

hidratos de carbono e utilização de produtos dentários com flúor, como pastas de dentes e elixires. Para evitar a formação de bactérias chamadas S. mutans e proteger os dentes da deterioração, os dentistas podem também utilizar substâncias antimicrobianas ou selantes de fossas e fissuras.

O início da cárie dentária ocorre principalmente devido à dissolução dos minerais do esmalte e da dentina dos dentes nos ácidos orgânicos, como o ácido lático, que é produzido pelos microrganismos presentes na placa bacteriana. A patogénese molecular da cárie dentária associada aos estreptococos mutans foi dividida em três fases possíveis por Taubman e Nash. Na fase inicial, ocorre a ligação da bactéria à película dentária, que é mediada pela adesina dos estreptococos mutans, conhecida como antigénio I/II.[12]

A segunda fase envolve a acumulação, dependendo da presença de sacarose, glucosil transferases (GTFs) e proteínas de ligação a glucanos (GBPs) de estreptococos mutans. Após a decomposição da sacarose em glucose e frutose, as GTFs dos estreptococos mutans sintetizam glucanos que têm várias ligações a-1,3 e a-1,6 e diferentes solubilidades em água. Na terceira e última fase, os glucanos produzidos interagem com GBPs e com o domínio de ligação de glucanos dos GTFs, na superfície dos estreptococos mutans.

Além disso, a colonização e a multiplicação destas bactérias resultam na acumulação de biofilmes, levando à formação de placas dentárias, com grandes massas de estreptococos mutans. Quando estas acumulações de bactérias são de magnitude suficiente com açúcares disponíveis adequados, resulta na produção de grandes quantidades de ácido lático, o que leva à dissolução da estrutura do esmalte e conduz à cárie dentária.

Imunologia da cárie dentária

A cárie é basicamente considerada uma doença microbiana que afecta áreas da dentição onde o alojamento de alimentos proporciona a oportunidade de os micróbios causadores de cárie sobreviverem e se multiplicarem. Os conceitos tradicionais nunca consideraram e até questionaram o papel da imunidade em todo o processo da cárie. No entanto, estudos e conceitos mais recentes atribuem ao sistema imunitário um estatuto significativo na prevenção da cárie dentária.

Este conceito da tríade da cárie sofreu uma mudança drástica nos últimos anos. Compreende-se agora que uma resposta imunitária eficaz do organismo contra o estreptococo mutans pode prevenir eficazmente a cárie dentária. O sistema imunitário pode interferir com o processo de cárie mesmo quando todos os outros factores necessários estão devidamente presentes.

Por conseguinte, o conceito da tríade da cárie mudou ao longo dos anos para o conceito da tétrade da cárie, em que o sistema imunitário de uma pessoa actua como o quarto fator de restrição da cárie.

Evidências em apoio do papel da imunidade na cárie dentária

1. Aumento da incidência de cáries em pacientes imunocomprometidos.
2. Aumento da taxa de cáries em pacientes com xerostomia
3. Os filhos de mães com tendência para a cárie apresentam uma elevada suscetibilidade à cárie
4. Estudos em animais mostram uma elevada atividade de cárie em indivíduos geneticamente modificados para terem uma resposta imunitária orno diminuída
5. Ensaios de imunização passiva com anticorpos contra o streptococcus mutans

previnem a cárie

A cárie dentária representa uma despesa de saúde de vários milhares de milhões de dólares por ano no mundo, apesar de a fluoretação da água ter reduzido a cárie para metade. Assim, embora tenham sido feitos grandes progressos na odontologia preventiva, a cárie dentária continua a ser um grande problema de saúde, afectando cerca de 50% das crianças.

A estratégia nacional de luta contra o cancro foi concebida com quatro objectivos

(1) para combater o agente microbiano;

(2) para aumentar a resistência dos dentes;

(3) modificar o regime alimentar; e

(4) para apresentar ao público medidas anti-cárie.

O primeiro objetivo, combater o agente microbiano, baseia-se na evidência de que microorganismos específicos são uma parte importante da patologia da cárie dentária. Por conseguinte, podemos ter como alvo algumas bactérias, mas não todas, para a regulação imunitária. Papel dos factores inatos na cárie A cárie dentária é uma doença multifatorial, como tal, a proteção contra a cárie dentária envolve uma série de factores. Os dentes são protegidos pelo sistema imunitário da mucosa, mas por razões óbvias, alguns dos componentes celulares desse sistema estão em falta. Assim, pensa-se que os factores de fase fluida segregados pelas glândulas salivares são os mais importantes dos componentes imunitários da mucosa. De forma persuasiva, os indivíduos com hipofunção salivar (especialmente xerostomia) apresentam frequentemente cáries galopantes. Embora isto seja normalmente atribuído à água (e muito apropriadamente), os factores inatos "não específicos" também desempenham uma série de funções na proteção dos expostos.[15]

Antigénios e anticorpos da cavidade oral:

A aplicação de respostas imunitárias naturais ao organismo produtor de cáries e o desenvolvimento de uma vacina envolvem o conhecimento das propriedades antigénicas do organismo. As superfícies celulares de S. mutans possuem muitos antigénios. A enzima da parede celular glucosiltransferase (GTF), responsável pela síntese de mutans extracelular insolúvel, tem sido amplamente estudada, uma vez que possui o polissacárido específico do serótipo que contém glucose, ramnose e, ocasionalmente, galactose e galactosamina. Além disso, a parede celular contém ácido lipoteicóico (LTA), um polímero de glicerol e fosfato ligado covalentemente a um glicolípido, que se encontra praticamente em todos os organismos Grampositivos. Este antigénio pode ser responsável por algumas reacções imunológicas cruzadas entre espécies bacterianas.

Microambientes imunológicos na boca

A região cervical e as placas da superfície radicular em indivíduos mais velhos estão assim sujeitas à influência de S IgA, imunoglobulinas séricas, factores de complemento e PMNLs da fenda gengival. IgA, IgG, IgM e o terceiro componente do complemento podem ser detectados em extractos de placa e na fase aquosa livre da placa (fluido da placa) separada da fase sólida por centrifugação.[11,16]

A placa nas fissuras e nas partes mais coronais das superfícies lisas dos dentes é provavelmente influenciada apenas por anticorpos salivares. Os PMNLs sobrevivem por um período muito curto na saliva humana, embora nos macacos a sua sobrevivência possa ser mais prolongada e no tecido gengival possam persistir por longos períodos.

Podem ser detectados anticorpos ou bactérias orais, incluindo S. mutans, no soro e na saliva humanos. A fim de verificar se estes anticorpos podem ou não desempenhar um papel na imunidade natural à cárie, foram efectuadas numerosas comparações entre a experiência de cárie e os níveis de imunoglobulina ou anticorpo específico, mas a consistência nos resultados de tais experiências não é aparente. Vários ensaios humanos de pequena escala em adultos mostraram que é possível aumentar os níveis de anticorpos salivares S-IgA contra estreptococos mutans e, em alguns casos, interferir com a colonização por estreptococos mutans.

A relação entre cárie e IgA

A deficiência de IgA é uma doença relativamente comum que afecta 1:1000 indivíduos e que tem sido associada à cárie dentária. Verificou-se que os indivíduos com deficiência de IgA se dividiam em dois grupos em termos de anticorpos orais: i.e., aqueles com anticorpos IgM compensatórios contra S. mutans na saliva e aqueles sem anticorpos.

Na Pan hipo ou agamaglobulinemia, foi relatado um aumento da atividade de cárie. Foi demonstrado que os anticorpos IgA da parótida humana contra o antigénio de superfície I/II de S. mutans podem bloquear a adesão de S. mutans à hidroxiapatite revestida com saliva, sugerindo que existe um mecanismo de proteção disponível para o hospedeiro contra determinadas bactérias cariogénicas. Os anticorpos séricos, os anticorpos intra-gengivais, o complemento e os granulócitos estão constantemente a extravasar da fenda periodontal para o ambiente oral. Estes componentes podem conferir uma proteção modesta ao dente na área cervical, mas não é provável que sejam significativos nas porções coronais dos dentes.[14]

Conceitos gerais em imunologia:

O sistema imunitário do corpo pode ser dividido basicamente em dois tipos do nível mais simples. Um tipo é a "imunidade não específica", que actua principalmente através de neutrófilos e fagócitos. Este tipo de imunidade funciona para proteger o organismo de qualquer invasão de corpos estranhos e não é muito seletivo na sua ação.

Além disso, a resposta imunitária só por este meio é muito lenta e, por vezes, ineficaz.

A outra extremidade da resposta imunitária é a "imunidade específica ou adaptativa", que actua através do reconhecimento de qualquer antigénio invasor e, em seguida, da montagem de uma resposta imunitária apenas contra esse antigénio específico. A resposta imunitária adaptativa actua através da produção de anticorpos (imunoglobulinas) dirigidos contra o antigénio específico. Os linfócitos são os mediadores desta resposta imunitária e as suas principais caraterísticas são a memória, a sensibilidade e a especificidade. A imunidade adaptativa de um indivíduo está ausente à nascença e desenvolve-se gradualmente à medida que este entra em contacto com vários agentes patogénicos / antigénios.[18]

A imunidade adaptativa pode, mais uma vez, ser dividida em 2 tipos, nomeadamente - imunidade humoral e imunidade celular.

A imunidade humoral refere-se à libertação de anticorpos livres no sangue e noutros fluidos corporais. Estes anticorpos são sintetizados pelos linfócitos B do sistema imunitário.

A imunidade celular ou mediada por células é conferida pelos linfócitos T.

Este tipo de imunidade actua através da produção de linfócitos sensibilizados que transportam anticorpos na sua superfície contra um antigénio específico.

A imunidade específica, quer seja humoral ou mediada por células, actua através da ação dos anticorpos. Os anticorpos são moléculas que se ligam complementarmente a uma determinada molécula antigénica e actuam para a neutralizar ou destruir. Atualmente, é utilizado um termo mais geral, "imunoglobulinas", para descrever os anticorpos.

Nos seres humanos, existem 5 grandes grupos de imunoglobulinas (IgS) com base em variações estruturais.

IgG: É a principal Ig no sangue e o principal mediador da resposta imunitária no corpo. É o principal componente da Ig serosa e também é chamada de Ig sérica.

IgA: Aparece seletivamente nas secreções sero-mucosas do corpo, como a saliva, as lágrimas, o suor, os fluidos nasais, etc. Desempenha a principal função de defesa das superfícies externas expostas do corpo contra o ataque microbiano.

IgM: É uma Ig de elevado peso molecular e é o primeiro anticorpo formado no caso de infecções transmitidas pelo sangue.

IgD: É observada na superfície de uma proporção de linfócitos juntamente com a IgM e parece que funcionam como receptores de antigénios que interagem mutuamente para o controlo da ativação e supressão dos linfócitos.

IgE: É vista normalmente ligada à superfície dos mastócitos e possivelmente desempenha um papel na sua desgranulação. O seu papel mais provável é o de um mediador inflamatório em doenças alérgicas.

Vacinas contra a cárie e o seu papel na imunologia da cárie dentária:

As bactérias que passam através da boca para o estômago e para o intestino entram em contacto com tecido linfático especializado localizado nas placas de Peyer ao longo das paredes intestinais. Certas células T (timo) e B (medula óssea) nas placas de Peyer tornam-se sensíveis a estes microrganismos. Estas células T e B sensibilizadas migram através dos linfáticos para a corrente sanguínea e acabam por se instalar nos tecidos glandulares, incluindo as glândulas salivares. Estas células sensibilizadas produzem IgA que são segregadas na saliva, capazes de aglutinar as bactérias orais, reduzir a aderência e facilitar a eliminação. A imunização contra a cárie dentária deve começar no início do segundo ano de vida. Tanto as abordagens activas como passivas têm demonstrado sucesso em ensaios clínicos em humanos. Sinais e crescimento de estreptococos cariogénicos em biofilmes dentários.[19]

Os S. mutans apresentam um conjunto de factores de virulência que lhes permite aderir e acumular-se no biofilme dentário. Três grupos principais de Ag s associados à superfície destes microrganismos participam no processo de adesão e acumulação de S. mutans no biofilme. Estes Ag s são os principais alvos para o desenvolvimento de vacinas contra a cárie: as glucosiltransferases (Gtfs), a adesina antigénica I/II (Ag I/II) e as proteínas de ligação ao glucano (Gbp). Uma das principais caraterísticas de virulência do S. mutans é precisamente a sua capacidade de produzir Gtfs, enzimas que sintetizam polissacáridos intracelulares (PIC) e polissacáridos extracelulares (PCE) a partir da sacarose da dieta.[6] Assim, os vários componentes antigénicos contra os quais são produzidas respostas imunitárias são as Adesinas, as Glicosiltransferases e as Proteínas de Ligação ao Glucano. [7,8,9]

Adesinas:

Foram obtidos componentes antigénicos eficazes de S. mutans e S. sobrinus sob a forma de proteínas intactas e vacinas de subunidades. Estas cadeias polipeptídicas únicas têm aproximadamente 1600 resíduos de comprimento. O Ag I/II de S. mutans contém uma região de repetição em tandem rica em alanina no terço N-terminal e uma região de repetição rica em prolina no centro da molécula. Estas regiões têm sido associadas à atividade de adesina do Ag I/II. As abordagens imunológicas apoiam a função relacionada com a adesina da família de proteínas AgI/II e as regiões irrepetitivas. Muitas evidências in vitro e in vivo indicam que o anticorpo com especificidade para S. mutans AgI/II ou S. sobrinus pode interferir com a aderência bacteriana e subsequente cárie dentária.

Além disso, numerosas abordagens de imunização demonstraram que a imunização ativa com o antigénio I/II intacto ou a imunização passiva com anticorpos monoclonais ou transgénicos para epítopos putativos do domínio de ligação salivar dentro deste componente pode proteger roedores, primatas ou humanos de cáries dentárias causadas por S. .... " 20 mutans.

Glucosiltransferase (GTF):

S. mutans que perderam a capacidade de produzir GTF são incapazes de produzir doença em modelos animais. S. mutans tem basicamente três formas de glucosiltransferases-GTF 1, GTF-S-1, GTF-S e os respectivos genes são GTF-B,

GTF-C e GTF-D. Um anticorpo dirigido à GTF nativa ou a sequências associadas à sua função catalítica ou de ligação ao glucano interfere com a atividade sintética da enzima e com a formação de placas in vitro.

Uma vez que os GTFs das duas principais espécies de estreptococos cariogénicos em humanos, S. mutans e S. sobrinus, têm sequências muito semelhantes nos domínios funcionais, a imunização com vacinas de proteínas ou subunidades GTF de uma espécie pode induzir uma medida de proteção para a outra espécie.

Proteína de ligação ao glucano (GBP):

Várias proteínas com propriedades de ligação ao glucano foram identificadas em S. mutans e S. sobrinus, que são descritas noutro ponto, onde S. mutans segrega, pelo menos, três proteínas distintas com atividade de ligação ao glucano: GbpA, GbpB e GbpC. A GbpA tem uma sequência deduzida de 563 aminoácidos. O peso molecular da proteína processada é de 59,0 kDa. A proteína GbpB expressa tem 431 resíduos de comprimento e tem um peso molecular calculado de 41,3 kDa. A terceira proteína não enzimática de ligação ao glucano de S. mutans , GpbC, é composta por 583 aminoácidos. Esta proteína tem um peso molecular calculado de 63,5 kDa. Das três proteínas de ligação ao glucano de S. mutans, apenas a GbpB demonstrou induzir uma resposta imunitária protetora contra a cárie dentária experimental. Esta pode ser conseguida através de uma injeção subcutânea de Gbp B na região das glândulas salivares ou por aplicação na mucosa por via intra-nasal.[19]

Dextranases:

A dextranase, uma enzima importante produzida por S. mutans, destrói o dextrano, que é um constituinte importante da placa dentária inicial, de modo que a bactéria pode facilmente invadir a placa dentária inicial rica em dextrano. A dextranase, quando utilizada como antigénio, pode impedir a colonização do organismo na placa dentária inicial.

Imunidade ativa contra estreptococos mutans em seres humanos Poucos estudos incidiram sobre a eficácia da imunidade ativa contra estreptococos mutans em seres humanos. Mestecky et al. demonstraram que a ingestão de cápsulas que continham S. sobrinus morto por quatro indivíduos humanos saudáveis induziu anticorpos IgA salivares e lacrimais específicos para o organismo. Esta descoberta sugere que a imunização oral induz efetivamente IgA na saliva. Gahnberg e Krasse administraram oralmente células de S. sobrinus mortas pelo calor a seis indivíduos. Não foi observada qualquer alteração na resposta de IgA salivar a S. sobrinus após a administração oral deste antigénio de células inteiras. Foi recuperado um número significativamente menor de S. sobrinus resistente à estreptomicina nos seis indivíduos testados do que nos cinco controlos após o primeiro dos dois desafios com o organismo resistente à estreptomicina. [17]

No dia do primeiro desafio, foi observada uma resposta de anticorpos IgA salivares significativamente mais elevada a células inteiras e ao antigénio do serótipo d de S. sobrinus no grupo de teste, em comparação com o grupo de controlo. Cole et al. referiram que a imunização oral de seres humanos com uma cápsula com revestimento entérico contendo células de S. sobrinus liofilizadas e mortas por formalina reduziu acentuadamente os níveis máximos de infeção e a duração da colonização por ambas as estirpes resistentes à estreptomicina de S. mutans e S. sobrinus.

No entanto, a imunização oral não resultou em qualquer resposta de anticorpos detetável a células bacterianas inteiras na saliva ou no soro. Por outro lado, Czerkinsky et al e Gregory e Filler demonstraram respostas significativas de anticorpos IgA salivares contra S. mutans em voluntários humanos que tinham ingerido cápsulas de gelatina contendo células mortas liofilizadas de S. mutans.

Czerkinsky et al. demonstraram que, após seis voluntários adultos terem ingerido cápsulas contendo S. mutans morto, o sangue periférico continha precursores específicos AgI/II de células plasmáticas IgA e foram detectados anticorpos Ig A anti-S. mutans significativos na saliva e nas lágrimas. A redução de S. mutans na placa dentária e na saliva total foi também demonstrada em indivíduos humanos imunizados oralmente com esses antigénios. Smith e Taubman demonstraram que a administração oral de S. sobrinus GTF-I em cápsulas de gelatina tem o potencial de provocar uma resposta de anticorpos IgA salivares quando combinada com um adjuvante à base de alumínio e que esta resposta interfere com a reacumulação de S. mutans indígena após profilaxia dentária.

Além disso, eles administraram topicamente S. sobrinus GTF, combinado com fosfato de alumínio, nos lábios inferiores de adultos jovens. Neste estudo, as proporções de estreptococos mutans indígenas/flora estreptocócica total, ou flora cultivável total, foram sempre mais baixas na saliva total do grupo administrado com GTF do que no grupo placebo. Childers et al. relataram que foram induzidas respostas IgA1 e IgA2 anti-GTF nasalivares altas em voluntários adultos que ingeriram uma cápsula com revestimento entérico contendo GTF de S. mutans em lipossomas desidratados. Mostraram que a imunização nasal de indivíduos humanos com GTF de S. mutans em lipossomas é eficaz na indução de uma resposta aparente de anticorpos IgA secretórios, que é principalmente da subclasse IgA1.[22]

Além disso, imunizaram por via intranasal indivíduos saudáveis com uma preparação de antigénio bruto rica em GTF de S. mutans, isoladamente ou em lipossomas. Neste estudo, foram induzidas respostas imunitárias nas secreções nasais, na saliva da parótida e no soro.

A vacina de antigénio lipossómico induziu respostas IgA nasais mais elevadas, mas semelhantes às respostas salivares, em comparação com as respostas induzidas com a vacina de antigénio livre.

Além disso, imunizaram por via intranasal indivíduos saudáveis com uma preparação de antigénio bruto rica em GTF de S. mutans, isoladamente ou em lipossomas. Neste estudo, foram induzidas respostas imunitárias nas secreções nasais, na saliva parotídea e no soro. A vacina de antigénio lipossomal induziu respostas IgA nasais mais elevadas, mas semelhantes nas salivas, em comparação com as respostas induzidas com a vacina de antigénio livre.

Imunidade passiva contra a cárie dentária A imunização passiva local tem recebido recentemente muita atenção como um procedimento seguro para controlar S. mutans e prevenir a cárie dentária. Lehner et al. demonstraram que a imunização passiva local através da aplicação repetida de anticorpos monoclonais anti-AgI/II nos dentes decíduos de macacos Rhesus impediu a colonização significativa das fissuras e superfícies lisas dos dentes por S. mutans e o subsequente desenvolvimento de cáries dentárias durante um período de 22 anos.

Conforme relatado por van Raamsdonk et al, a aplicação local de um anticorpo monoclonal reativo ao antigénio B (SpaA) de S. sobrinus reduziu a colonização de S. sobrinus implantados, em comparação com os controlos. Além disso, Ma et al. relataram que a aplicação de um anticorpo monoclonal criado contra AgI/II nos dentes de voluntários humanos impediu a colonização por S. mutans. Maet al. conseguiram clonar e expressar um anticorpo monoclonal murino contra AgI/II num sistema de tabaco transgénico (Nicotiana tabacum). Introduziram os genes que codificam as cadeias pesadas e leves do anticorpo monoclonal contra AgI/II, uma cadeia J murina e um componente secretor de coelho, 23
em plantas de tabaco transgénicas separadas.

Cruzamentos sexuais sucessivos entre estas plantas transgénicas e recombinantes filiais resultaram em plantas que expressaram as quatro cadeias proteicas, simultaneamente. Estas cadeias foram reunidas numa imunoglobulina secretora funcional, de elevado peso molecular, que reconheceu o AgI/II nativo. Este anticorpo secretor da planta sobreviveu até 3 dias na cavidade oral humana, em comparação com 1 dia para o anticorpo IgG murino original, e proporcionou proteção específica em humanos contra a colonização oral por S. mutans durante pelo menos 4 meses.

Kelly et al. utilizaram um péptido sintético (p1025) derivado de SA I/II, e demonstraram que o péptido é altamente específico na prevenção da recolonização com S. mutans.

As gemas de ovo contêm aproximadamente 10 mg/ml de IgG, e as imunoglobulinas na gema de ovo são chamadas Ig Y. Otake et al, imunizaram galinhas com células inteiras mortas de S. mutans, e isolaram anticorpos Ig Y dos ovos das galinhas imunizadas. Descobriram que quando os ratos alimentados com uma dieta suplementada com uma fração de proteína imunossolúvel em água de 0,5% contendo Ig Y específica de S. mutans eram desafiados com S. mutans, tinham significativamente menos lesões de cárie do que os ratos de controlo com a dieta normal.[23]

Além disso, Hatta et al. mostraram que a Ig Y imune diminuiu a percentagem de S. mutans em relação a todos os estreptococos na saliva e na placa bacteriana em indivíduos que utilizaram um enxaguatório bucal contendo 10% de sacarose. Foi relatado que o anticorpo Ig Y específico para GTase associada a células do serotipo c de S. mutans inibiu a acumulação de placa dentária e o desenvolvimento de cáries em ratos infectados com S. mutans, mas os anticorpos Ig Y para GTase livre de células e células inteiras de S. mutans não protegeram contra cáries.

Recentemente, Smith et al. demonstraram que a administração alimentar a curto prazo de Ig Yantibody à proteína B de ligação ao glucano de S. mutans diminuiu a acumulação do organismo e o número resultante de cáries dentárias nas superfícies molares dos ratos.

O soro bovino e os produtos lácteos contêm três classes principais de imunoglobulinas: IgG, IgM e IgA. O primeiro colostro contém concentrações elevadas de imunoglobulinas (40-200 mg/ml). A IgG1 compreende mais de 75% das imunoglobulinas no soro de leite colostral, seguida da IgM, IgA e IgG2. O colostro bovino tem sido utilizado como meio de imunização passiva em medidas de prevenção dirigidas a vários agentes patogénicos, incluindo S. mutans.

Loimaranta et al. mostraram que o colostro imune bovino de vacas imunizadas com células inteiras de S. mutans e S. sobrinus tinha um efeito inibidor significativo na incorporação de [14C]-glicose e na formação de polissacáridos extracelulares (glucano e frutano) por estreptococos mutans. Eles mostraram que as proteínas do soro de leite colostral de vacas imunizadas com S. mutans e S. sobrinus inibiram a aderência de S. mutans à hidroxiapatita revestida de saliva, promoveram a agregação celular de estreptococos mutans e apoiaram a fagocitose e a morte desses estreptococos por leucócitos humanos.

Além disso, a lavagem da boca com esta preparação de soro de leite imune de bovino por indivíduos humanos diminuiu significativamente o número relativo de estreptococos mutans. Michalek et al. examinaram os efeitos do soro de leite de vaca imunizado com sete serotipos (a-g) de estreptococos mutans na indução de cáries dentárias em ratos gnotobióticos.

Embora não seja claro se foi utilizado colostro ou leite normal para preparar o soro, indicaram claramente que os ratos gnotobióticos mono-infectados com S. mutans ou S. sobrinus e alimentados com uma dieta promotora de cáries contendo soro de leite imune tinham pontuações de placa mais baixas, menos estreptococos na placa e uma atividade de cárie reduzida do que os animais infectados de forma semelhante que receberam uma dieta contendo soro de leite de controlo obtido de vacas não imunizadas.

Além disso, a lavagem da boca com esta preparação de soro de leite imune de bovino por indivíduos humanos diminuiu significativamente o número relativo de estreptococos mutans. Michalek et al. examinaram os efeitos do soro de vaca imunizado com sete serotipos (a-g) de estreptococos mutans na indução de cáries dentárias em ratos gnotobióticos. Apesar de não ser claro se foi utilizado colostro ou leite normal para preparar o soro, indicaram claramente que os ratos gnotobióticos mono-infectados com S. mutans ou S. sobrinus e alimentados com uma dieta promotora de cáries contendo soro imune tinham uma pontuação de placa mais baixa, menos estreptococos na placa e uma atividade de cárie reduzida do que os animais infectados de forma semelhante que receberam uma dieta contendo soro de controlo obtido de vacas não imunizadas.

Uma vez que a segurança das preparações de colostro imune não foi completamente estudada, é ainda necessária mais investigação para avaliar os potenciais efeitos alergénicos, tóxicos e hormonais das preparações de colostro imune. Uma vez que o colostro pode não ser adequado para ser bebido diariamente, é necessário um método para produzir leite normal que contenha anticorpos que protejam os humanos das cáries dentárias. Imunizámos duas vacas Holstein com uma proteína de fusão (PAcA-GB) da região A de S. mutans PAc com a GLU de S. mutans GTF-I. Um alto título de anticorpos contra PAc foi encontrado no primeiro leite das vacas imunizadas, mas o título diminuiu após o parto.[25]

Para aumentar os títulos de anticorpos no leite normal, as vacas foram reimunizadas duas vezes com a proteína de fusão. Os títulos de anticorpos contra PAc e GTF-I aumentaram acentuadamente no leite das vacas reimunizadas. A lavagem da boca com o leite imunizado inibiu marcadamente o número de S.

mutans na saliva e a proporção de S. mutans para o total de estreptococos na saliva e na placa dentária. O leite bovino contém vários componentes, como a kappa-caseína e a lactoferrina, que previnem a colonização oral por estreptococos mutans. O leite bovino imunizado pode ser um meio seguro de imunização passiva para a prevenção de cáries dentárias em humanos.

O sistema imunitário das mucosas e a cavidade oral:

O CMIS constitui a maior parte de todo o nosso sistema imunitário e é responsável pela proteção da vasta área das superfícies mucosas (~400m?) no ser humano adulto. O CMIS está continuamente exposto a antigénios de fontes ambientais, como os alimentos, o ar inalado e a microbiota comensal presente nos tratos orogastrointestinal, respiratório superior e genital. A maior parte da compreensão da CMIS foi obtida a partir do estudo dos locais indutores de IgA, como o tecido linfoide associado ao intestino (GALT) e o tecido linfoide associado ao nariz (NALT), e dos locais efectores, como as glândulas salivares, lacrimais e mamárias e a lâmina própria intestinal.[26] A existência de uma CMIS foi comprovada com estudos em modelos animais e em humanos.

O conceito do CMIS é que os antigénios são absorvidos pelas células M no epitélio especializado que cobre o local central de indução da IgA, por exemplo, o GALT. Os antigénios são enviados para as células acessórias e linfóides residentes subjacentes e estimulam as células B e as células T que produzem IgA. Estas células deixam o tecido e migram para vários locais efectores, incluindo a lâmina própria do trato gastrointestinal e várias glândulas exócrinas (por exemplo, salivares), onde ocorre a diferenciação terminal em células plasmáticas secretoras de IgA.

No entanto, a estimulação de locais indutores no CMIS não resulta na distribuição uniforme de células B sensibilizadas por antigénios e comprometidas com IgA para diferentes locais efectores e parece existir algum grau de compartimentação dentro deste sistema.

Embora a via oral tenha sido o método tradicional utilizado para a imunização da mucosa com vários antigénios de vacinas, incluindo o estreptococo mutans, recentemente tem sido dada muita atenção à administração do antigénio por via nasal. A via nasal tem vantagens sobre a via oral na indução de respostas de IgA salivar.

Estas incluem a evidência de compartimentação dentro do CMIS e diferenças entre estes locais de indução em termos da eficiência da absorção do antigénio. No caso da imunização intra-nasal, a vacina é aplicada a um ambiente com menos enzimas proteolíticas e competição antigénica. Foi demonstrado que as vacinas administradas por via nasal podem induzir respostas imunitárias locais, o que resulta em anticorpos nas lavagens nasais e na saliva.

No homem, o anel de Waldeyer é o tecido linfoide que parece ser equivalente ao NALT descrito nos roedores. O anel de Waldeyer é constituído pelas amígdalas palatinas, linguais e nasofaríngeas (adenóides), que se situam no início dos tractos digestivo e respiratório. A arquitetura única das amígdalas assemelha-se à dos gânglios linfáticos e do GALT, na medida em que possuem células apresentadoras de antigénios, células T, B e células plasmáticas contendo IgG e IgA.

A mucosa nasal humana contém linfócitos T, células dendríticas e epiteliais, e uma abundância de células plasmáticas secretoras de IgA (predominantemente IgAl). A imunização intranasal contra agentes patogénicos respiratórios (por exemplo, vírus da gripe e parainfluenza) ou estreptococos mutans em humanos resulta em respostas de anticorpos nas secreções nasais e no soro, bem como na saliva. Na cavidade oral, células plasmáticas comprometidas com IgA estão presentes adjacentes aos ductos e ácinos das glândulas salivares maiores e menores.[28]

A IgA segregada é transportada através do epitélio e para a saliva como anticorpos S-IgA. A IgA na saliva é S-IgA1 (~60%) ou S-IgA2. Estes anticorpos têm especificidade para antigénios dos microrganismos orais, incluindo os estreptococos mutans.

As respostas S-IgA podem ser desencadeadas na saliva através da estimulação do tecido linfoide local ou dos sítios indutores centrais do CMIS.

Acções do sistema imunitário de S.mutans:[29]

As acções do sistema imunitário sobre o S.mutans e outras bactérias cariogénicas são múltiplas. O objetivo final de todas elas é matar estes organismos ou impedir a sua aderência às superfícies dentárias, prevenindo assim a formação de placa bacteriana. As acções são exercidas das seguintes formas:

1. Fagócitos diretos:

Isto é realizado pelos neutrófilos e macrófagos libertados do FGC. Ocorrendo como uma resposta não específica, esta não é uma das principais formas de matar S.mutans, mais ainda nas superfícies oclusais, perto da fenda gengival, pode ser um modo significativo de prevenção da cárie.

2. Prevenção da aderência bacteriana:

Os anticorpos sIgA salivares exercem a sua ação principalmente ao impedir a adesão do S. mutans às superfícies dentárias. Isto é feito interferindo ou modificando a ação de uma enzima chamada Glucosil Transferase presente na parede celular do S.mutans. Esta enzima está envolvida na conversão da sacarose em dextrano insolúvel em água, que fornece os meios para a S. mutans se fixar nas superfícies dos dentes e na placa bacteriana. A enzima GTF funciona como o local antigénico para os anticorpos sIgA que bloqueiam a ação desta enzima. Consequentemente, o S. mutans não consegue fixar-se no dente e a cárie é evitada.

3. Opsonização e fagocitose assistida:

O soro, bem como as Ig secretadas contra vários antigénios de superfície celular do S.mutans, também actuam através da opsonização do S.mutans para ser posteriormente fagocitado pelos macrófagos.

Acções do sistema imunitário de S.mutans:[29]

As acções do sistema imunitário sobre o S.mutans e outras bactérias cariogénicas são múltiplas. O objetivo final de todas estas acções é matar estes organismos ou impedir a sua aderência às superfícies dentárias, prevenindo assim a formação de placa bacteriana. As acções são exercidas das seguintes formas:

4. Fagócitos diretos:

Isto é realizado pelos neutrófilos e macrófagos libertados do FGC. Ocorrendo como uma resposta não específica, esta não é uma das principais formas de matar S.mutans, mais ainda nas superfícies oclusais, perto da fenda gengival, pode ser um modo significativo de prevenção da cárie.

5. Prevenção da aderência bacteriana:

Os anticorpos sIgA salivares exercem a sua ação principalmente ao impedir a adesão do S. mutans às superfícies dentárias. Isto é feito interferindo ou modificando a ação de uma enzima chamada Glucosil Transferase presente na parede celular do S.mutans. Esta enzima está envolvida na conversão da sacarose em dextrano insolúvel em água, que fornece os meios para a S. mutans se fixar nas superfícies dos dentes e na placa bacteriana. A enzima GTF funciona como o local antigénico para os anticorpos sIgA que bloqueiam a ação desta enzima. Consequentemente,

5. mutans não consegue fixar-se no dente e a cárie é evitada.

6. Opsonização e fagocitose assistida:

O soro, bem como as Ig secretadas contra vários antigénios da superfície celular do S.mutans, também actuam através da opsonização do S.mutans para ser posteriormente fagocitado pelos macrófagos.

Tipos de respostas imunitárias

O estudo das respostas imunitárias naturais a um organismo produtor de cáries e o desenvolvimento de uma vacina dependem do conhecimento das propriedades antigénicas do organismo. As superfícies celulares de S. mutans possuem muitos antigénios. A enzima da parede celular glucosil transferase (GTF), responsável pela síntese de mutans extracelular insolúvel, tem sido extensivamente estudada, uma vez que possui o polissacárido específico do serótipo que contém glucose, ramnose e, por vezes, galactose e galactosamina.

Além disso, a parede celular contém ácido lipoteicóico (LTA), um polímero de glicerol e fosfato ligado covalentemente a um glicolípido, que se encontra praticamente em todos os organismos Gram positivos. Este antigénio pode ser responsável por algumas reacções imunológicas cruzadas entre espécies bacterianas. A glicose pode ser antigénica, mas algumas reacções com glucanos podem ter surgido da contaminação com LTA ou GTF. Um antigénio altamente imunológico fortemente ligado à parede celular de S. mutans produz anticorpos em coelhos, que reagem de forma cruzada com tecido cardíaco humano.[20]

A purificação de antigénios de células de S. mutans revelou pelo menos duas proteínas altamente imunogénicas. Uma, designada antigénio A', é de baixo peso molecular (29000 Da) e o outro antigénio B (peso molecular 185000 Da) é semelhante a uma proteína com dois determinantes antigénicos e designada "antigénio" I/II. Foi sugerido que o antigénio B (e possivelmente o I/II) é responsável pela reatividade cruzada com o tecido cardíaco, embora não tenha sido comunicada qualquer evidência de lesão cardíaca em macacos vacinados para proteção contra a cárie. O antigénio I/II está presente em todas as estirpes de S. mutans e S. sobrinus.[21]

As bactérias na superfície dos dentes podem ser afectadas por anticorpos de dois tipos, os anticorpos secretórios (salivares) do isótipo denominado S-IgA e os anticorpos séricos (IgG, Ig M e IgA), que entram na boca principalmente através da fenda gengival. A S-IgA está presente nas secreções externas, como as lágrimas, o leite, o suor e os produtos das glândulas do trato respiratório e gastrointestinal, incluindo a saliva.

Nesta, a forma secretora é dimérica, compreendendo duas moléculas de IgA unidas por um polipeptídeo "componente secretário" juntamente com um peptídeo funcional mais curto conhecido como "cadeia J". A síntese de IgA monomérica em resposta à estimulação antigénica ocorre no tecido linfoide associado ao trato gastrointestinal, tanto localmente como em colecções de tecido linfoide como as amígdalas, os gânglios linfáticos mesentéricos e as placas de Peyers. Existem provas de que os anticorpos S-IgA formados pelas glândulas salivares menores bucais e labiais podem ser provocados pela penetração do antigénio nas glândulas através dos ductos.[22]

A formação do complexo antigénico S-IgA não ativa o mecanismo do complemento e a S-IgA não "opsoniza" as bactérias para promover a fagocitose pelos leucócitos polimorfonucleares (PMNL). A IgA apresenta-se em duas subclasses: IgA1 , que é produzida por certas bactérias orais, incluindo S. sanguis, e IgA2 , que é mais prevalente nas secreções e não é eliminada pelas bactérias
A IgG não é uma protease porque não tem uma sequência de 13 péptidos onde

ocorre a clivagem enzimática. A IgG sérica é o principal isótipo no soro e é responsável pela resposta imunitária humoral. O antigénio é provavelmente ligado e concentrado em primeiro lugar pelos macrófagos e depois "apresentado" aos linfócitos para desencadear uma proliferação mais eficaz das células em plasmócitos secretores de anticorpos.

Os linfócitos B envolvidos nesta resposta humoral são auxiliados na sua função pela ação cooperativa dos linfócitos T-helper. As principais funções da IgG são a ativação do complemento, a opsonização e a inibição de antigénios com atividade biológica, por exemplo, enzimas. Na ativação do complemento, os complexos antigénio-anticorpo estimulam uma sequência de alterações em cascata num grupo de nove factores séricos que termina com a libertação de um fator quimiotático, que atrai PMNLs fagocíticos, libertação de histamina e lise de bactérias susceptíveis. [27]

A opsonização - revestimento de partículas estranhas, como bactérias, com moléculas de IgG resulta em aumento da fagocitose por PMNLs, que têm um sítio de ligação em suas superfícies específico ou partes da IgG ligada. A inibição da GTF de S. mutans e da adesão das células às superfícies pode ocorrer com soros de animais imunizados.

Agentes da resposta imunitária:

A resposta imunitária na cárie é mediada por dois agentes, nomeadamente;

1. Saliva:

Possui anticorpos secretórios, principalmente IgA contra bactérias D cariogénicas.

2. Fluido gengival:

O fluido segregado através do sulco gengival contém anticorpos séricos (IgG) e secretórios (IgA). Além disso, contém PMN's e monócitos que podem atuar contra a flora cariogénica oral.

A área de atuação de ambos os agentes é diferente, sendo que a saliva se ocupa principalmente das superfícies oclusal e labio-lingual do dente, enquanto o fluido gengival banha as áreas interdentais e da junção gengivo-dentária.

A RESPOSTA IMUNITÁRIA:

a) A resposta primária

b) Secundário (resposta de reforço)

c) Resposta não específica

d) Resposta específica

1. Resposta humoral

2. Resposta mediada por células

a) A resposta principal:

Quando um antigénio é administrado pela primeira vez a um animal ou a um ser humano, há um período de indução latente de 3 a 10 dias antes de aparecerem anticorpos no sangue. O anticorpo que é provocado em primeiro lugar é inteiramente do tipo IgM.

O título de anticorpos IgM aumenta de forma constante durante os 2 a 3 dias seguintes, atinge um nível máximo e depois diminui quase tão rapidamente como se desenvolveu. Entretanto, se o estímulo antigénico foi suficiente, o anticorpo IgG aparece em poucos dias. O IgG atinge um pico em 7 a 10 dias e depois diminui gradualmente durante um período de semanas ou meses. Um resultado importante do desafio antigénico primário é a formação do sistema retículo-endotelial do corpo. Tanto os linfócitos B como os T produzem as chamadas "células de memória" ou células preparadas. Estas células são responsáveis pela memória imunológica que se estabelece após a imunização.[28]

b) Secundário (resposta de reforço):

A resposta a uma dose de reforço difere em vários aspectos da resposta primária. A resposta secundária também envolve a produção de anticorpos IgM e IgG.

É necessária uma colaboração entre as células B e T para iniciar uma resposta secundária. Verifica-se uma breve produção do anticorpo IgM e uma produção muito maior e mais prolongada do anticorpo IgG. Esta resposta acelerada é atribuída à memória imunológica. A resposta imunitária (primária e secundária) e a memória imunológica são a base da vacinação e da revacinação.

c) Resposta não específica:

Refere-se à ação antibacteriana exercida pelas células do sistema monócito-macrófago. A ação é exercida principalmente pelos neutrófilos e monócitos que são extrudidos para o sulco gengival juntamente com o FGC. Uma vez que a ação é inespecífica, não é muito eficaz na eliminação completa das bactérias cariogénicas.

d) Resposta específica:

A resposta específica contra S. mutans e outras bactérias cariogénicas é dada através da produção de anticorpos pelo organismo dirigidos especificamente contra elas. Estes anticorpos podem ser produzidos através do sistema humoral ou mediado por células.

1. Sistema humoral:

Este sistema actua principalmente através dos anticorpos presentes na saliva e no FGC. A IgA na saliva actua contra o S. mutans nas fossas e fissuras, enquanto a IgG e a IgA no FGC actuam sobre ele. A superfície celular do S. mutans possui muitos antigénios.

As mais importantes são as proteínas com a enzima glucosil transferase e as proteínas associadas à parede. A enzima da parede celular glucosil transferase (GTF) é uma enzima extracelular que tem sido utilizada como imunogénio em roedores, resultando na inibição da acumulação de S. mutans e na redução da cárie. A GTF tem um polissacárido que contém glucose, ramnose e, por vezes, galactose e galactosamina. A parede celular também contém ácido lipoteicóico (LTA), que se encontra em todos os organismos Gram-positivos. Estes antigénios podem ser responsáveis por algumas reacções imunológicas cruzadas entre espécies bacterianas.[29]

A purificação de antigénios de S. mutans revelou duas proteínas altamente imunogénicas. Uma é designada como antigénio A (29000 Da) e a outra como antigénio B (185000 Da). O antigénio B tem dois determinantes antigénicos e é designado por "antigénio" I/II. Sugere-se que o antigénio B (e possivelmente o I/II) apresenta uma reação cruzada com o tecido cardíaco humano. O antigénio I/ll está presente em todas as estirpes de S. mutans e S. sobrinus.

As fontes de anticorpos na saliva são

a) Anticorpos IgA na saliva,

b) Anticorpos IgG do soro ou

c) Efeito combinado dos componentes séricos e salivares.

Uma caraterística notável da superfície do dente é que ela é influenciada por mecanismos imunológicos locais salivares e sistémicos. A divisão entre os dois mecanismos imunitários ocorre perto da margem gengival, que é o único local do corpo onde se pode encontrar uma interfase entre os mecanismos imunitários secretórios e sistémicos. As bactérias na superfície dos dentes podem ser afectadas por anticorpos de dois tipos, os anticorpos secretórios (salivares) (sIgA) e os anticorpos séricos (IgG, Ig M e IgA), que entram na boca através da fenda gengival.

a) IgA secretora:

Está presente em secreções como as lágrimas, o leite, o suor e a saliva. Os anticorpos S-IgA são formados pelas glândulas salivares em resposta a antigénios que penetram nas glândulas através dos ductos.

A forma secretora é dimérica, compreendendo duas moléculas de IgA unidas por um polipeptídeo "componente secretário" juntamente com um peptídeo funcional mais curto conhecido como "cadeia J". O complexo antigénico S-IgA não ativa o mecanismo do complemento e a S-IgA não "opsoniza" as bactérias para promover a fagocitose pelos leucócitos polimorfonucleares (PMNL).

A IgA desempenha um papel importante na defesa do hospedeiro contra a colonização de estreptococos através da aglutinação dos organismos. A S-IgA ocorre em duas subclasses: a) IgA1 e b) IgA2. A IgAl é produzida contra certas bactérias orais como o S. sanguis. A IgAl pode ser eliminada pela protease bacteriana, ao passo que a IgA2 não é eliminada pela protease bacteriana porque não possui uma sequência de 13 péptidos onde ocorre a clivagem enzimática. [30]

b) IgG sérica:

O antigénio é ligado pelos macrófagos e depois apresentado aos linfócitos, o que desencadeia a secreção de anticorpos pelos plasmócitos. As principais funções da IgG são

a) Ativação do complemento

b) Opsonização e

c) Inibição de antigénios com enzimas.

Na ativação do complemento, os complexos antigénio-anticorpo estimulam a cascata do complemento que liberta um fator quimiotático que atrai PMNLs fagocíticos, liberta histamina e provoca a lise de bactérias susceptíveis. Opsonização - o revestimento de partículas estranhas, como as bactérias, com IgG resulta na fagocitose pelos PMNLs. Inibição de antigénios com enzimas - a inibição da GTF de S. mutans pode ocorrer com soro de animais imunizados.

2. Sistema mediado por células:

Foi demonstrado que o S.mutans induz a proliferação de linfócitos humanos, o que proporciona a resposta celular ao ataque de cárie. Os linfócitos no FGC e no sulco gengival fornecem a base desta imunidade mediada por células e foi demonstrado que os títulos destes linfócitos sensibilizados aumentam com o aumento do índice de cárie.

3. Resposta imunitária celular:

A resposta imunitária celular não desempenha um papel direto na imunologia da cárie. Em primeiro lugar, porque as células têm dificuldade em funcionar na boca e, em segundo lugar, a imunidade contra as bactérias não é normalmente tratada por mecanismos imunitários celulares, a menos que sejam crónicas e persistentes. A maioria das infecções bacterianas é tratada pela imunidade secretora (IgA secretora) ou pelo eixo anticorpo (IgG) - complemento - neutrófilo. O neutrófilo nem sempre é necessário para que este último sistema seja eficaz. Modificam a resposta imunitária humoral através de acções auxiliares e supressoras das células T. Causam inflamação dos tecidos gengivais, aumentando o fluxo de fluido gengival e, consequentemente, facilitando o acesso de IgA e PMNLs à boca.[31]

A principal função dos linfócitos T é a resposta mediada por células. Os antigénios presentes nos tecidos, talvez na superfície de um macrófago, são detectados por receptores específicos (não anticorpos) na superfície das células T, que são então estimuladas a transformar-se e a proliferar. Os blastócitos formam duas populações, uma das quais (as células T assassinas) é citotóxica para as células hospedeiras infectadas por vírus ou para as células portadoras de antigénios de histocompatibilidade estranhos, ou seja, as células do enxerto. A outra subpopulação é responsável pela libertação de factores solúveis - as linfocinas - que têm uma vasta gama de funções, incluindo a quimiotaxia e a ativação de macrófagos, a permeabilidade vascular e a estimulação e inibição de outros linfócitos, talvez relacionadas com as funções de células T auxiliares e supressoras.

As respostas imunitárias celulares podem ser desencadeadas em animais vacinados com S. mutans, mas é pouco provável que desempenhem um papel direto na imunologia da cárie. No entanto, podem modificar uma resposta imunitária humoral através de acções auxiliares e supressoras das células T e da inflamação da gengiva, com o consequente aumento do fluxo de fluido gengival e, consequentemente, do acesso de IgA e PMNLs à boca.

Vias de imunização

As vacinas são substâncias imunobiológicas concebidas para produzir uma proteção específica contra uma determinada doença. Actuam principalmente através da estimulação da produção de um anticorpo protetor e de outros mecanismos imunitários. São preparadas principalmente a partir de organismos vivos modificados, organismos não vitais, fracções celulares extraídas, toxoides ou uma combinação destas substâncias.

Uma vacina contra a cárie é concebida principalmente para desempenhar um papel protetor contra o processo de cárie dentária. Sabe-se que *o S. mutans* desempenha um papel etiológico importante na patogénese da cárie dentária, uma vez que as suas células contêm principalmente substâncias como adesinas, GTF, GBP, um antigénio proteico de 13 kDa (antigénio D), uma proteína de 39 kDa (AgIII), um antigénio proteico de 29 kDa (antigénio A), um antigénio proteico de 70 kDa (antigénio C) e uma proteína de 190 kDa (AgI/II). [31]

Uma vez que se pensava que estas substâncias desempenhavam um papel vital nas interações entre o organismo e o hospedeiro, a maior parte das concepções experimentais da vacina contra a cárie foram principalmente orientadas para estes compostos.

À semelhança de qualquer outra vacina, a vacina contra a cárie também deve ser administrada antes da introdução do agente infecioso no sistema. Quando os hospedeiros são imunizados com antigénios de estreptococos mutans, os anticorpos então formados na saliva induzem um processo chamado agregação celular. Este grande número de agregados, por sua vez, reduz o número de organismos que aderem às superfícies dos dentes. Estes anticorpos também actuam interferindo com os epítopos das adesinas, o AgI/II (PAc), e a região de ligação à saliva do antigénio inibe fortemente a adesão independente da sacarose das células de *S. mutans* às superfícies dentárias. Verificou-se também que a formação de agregados, colónias de malha fina e cadeias longas de bactérias promove a fácil remoção destas bactérias e reduz ainda mais o seu potencial patogénico. Os anticorpos para GTFs inibem ainda mais a síntese de glucanos por estas enzimas, o que leva à acumulação de estreptococos mutans nas superfícies dentárias.[32]

As vacinas convencionalmente disponíveis fornecem imunização antes do desenvolvimento da doença. É importante notar que a imunização após a erupção dos dentes decíduos pode prevenir a colonização de *S. mutans,* o que também pode proporcionar um benefício extra para os dentes permanentes através da imunização precoce até à sua erupção. E também, como a cárie dentária é um processo lento ao longo da vida, seria consideravelmente igual ter um mecanismo de imunização eficaz que possa exibir imunidade similarmente duradoura contra a cárie. É igualmente importante que a vacina contra a cárie desenvolvida não provoque qualquer fenómeno de reatividade cruzada no coração humano após o seu consumo.

O National Institute of Dental and Craniofacial Research (Instituto Nacional de Investigação Dentária e Craniofacial), em 2010, continuou a apoiar a investigação básica no domínio da imunologia das mucosas e deu prioridade à abordagem de imunização passiva. É frequente o dilema de saber se a vacina contra a cárie é uma opção viável na prevenção da cárie dentária e da cárie? Para responder a esta questão, os ensaios de vacinação contra a cárie devem ser realizados em fases, tais como em bebés (estudos de Fase 1, 2, 3), crianças em idade pré-escolar (estudos de Fase 1, 2) e crianças pré-adolescentes (estudos de Fase 1, 2), e estas fases têm de ser rigorosamente consideradas.[33]

Para tornar estas técnicas de imunização mais práticas, é necessário garantir que estas experiências em humanos sejam transferidas com sucesso também para os humanos. Apesar de todo o número de avanços no que respeita à imunização contra a cárie, são os comportamentos adequados de saúde oral que continuam a ser a chave para uma boa saúde oral e para a diminuição da ocorrência de cáries.

Estudos em animais:

Na maior parte dos ensaios de imunização, os ratos e os macacos têm sido normalmente utilizados. Os roedores são uma boa escolha para animais de laboratório porque podem fazer um diagnóstico exato da cárie examinando a superfície do dente e estabelecendo grupos experimentais alargados. Foi demonstrado em numerosos estudos que os estreptococos mutantes (MS) causam cáries em fossas e fissuras, bem como em superfícies lisas e aproximadas e em superfícies radiculares dos dentes de animais gnotobióticos e convencionais[33].

Estudos em humanos:

O conceito de vacinação na cavidade oral baseou-se em 3 descobertas principais: Natureza transmissível e infecciosa da cárie dentária, descoberta e compreensão do sistema imunitário secretor e estudos realizados no final de 1966 e início de 1970 que indicavam que a cárie dentária era passível de intervenção imunológica.

Um estudo em seres humanos mostrou que a imunização de uma preparação enriquecida com glucosiltransferase (E-GTF) administrada por pulverização tópica nasal ou amigdalina apresentou respostas anti-E-GTF significativamente mais elevadas em amostras de lavagem nasal, indicando que a imunização nasal era mais eficaz na indução de respostas nas mucosas em adultos. A imunização contra S. mutans desencadeará uma resposta imunitária, que ajudará a evitar que a bactéria que previne a infeção colonize a superfície do dente, evitando assim a cárie dentária.[34]

Vias de imunização:

1) Via oral:

Muitos dos estudos anteriores basearam-se na indução oral de imunidade nos tecidos linfóides associados ao intestino (GALT) para provocar respostas protectoras de anticorpos IgA salivares. Nestes estudos, o antigénio foi aplicado por alimentação oral, intubação gástrica, ou em cápsulas ou lipossomas contendo vacinas.

Embora a via oral não fosse ideal por razões que incluíam os efeitos prejudiciais da acidez do estômago sobre o antigénio, ou porque os locais de indução eram relativamente distantes, as experiências com esta via estabeleceram que a indução da imunidade da mucosa por si só era suficiente para alterar o curso da infeção e da doença por estreptococos mutans em modelos animais (Michalek *et al.,1976;* Smith *et al,* 1979) e humanos (Smith e Taubman, 1987).

Os ratos imunizados oralmente com uma estirpe recombinante de Streptococcus lactic que contém o gene estrutural para um antigénio de proteína de superfície (PAc) do serótipo c de Streptococcus mutans desenvolveram respostas importantes de imunoglobulina A salivar e de imunoglobulina G sérica. Nos macacos, a vacinação contra S. mutans não resultou em IgA secretora importante. A memória imunológica nas respostas de IgA secretora é mínima, o que poderia reduzir a eficácia da imunização oral.[34]

Apesar de a via oral não ser adequada por uma série de razões, incluindo os efeitos negativos da acidez do estômago sobre o antigénio e o facto de os locais de indução estarem relativamente afastados, os estudos da via oral estabeleceram que a indução da imunidade da mucosa, por si só, era suficiente para alterar a trajetória da infeção por S. mutans e a progressão da doença, tanto em modelos animais como humanos. Baseou-se na indução oral de imunidade no GALT. A alimentação oral, a intubação gástrica ou a vacina que contém cápsulas ou lipossomas são as melhores formas de aplicação do antigénio.

2) Via intranasal:

Mais recentemente, os investigadores tentaram induzir imunidade protetora em locais indutores da mucosa que estão anatomicamente mais próximos da cavidade oral. O tecido linfoide associado ao nariz (NALT), que se instala por via intranasal, tem sido utilizado para induzir tolerância a uma variedade de antigénios bacterianos, incluindo os associados à colonização e acumulação de Streptococcus mutans. Experiências em coelhos demonstraram que a aplicação tópica de células de Streptococcus sobrinus mortas com formalina pode desencadear uma resposta imunitária salivar, que pode reduzir substancialmente os efeitos da infeção com Streptococcus sobrinus cariogénico.n

A presença de células produtoras de anticorpos IgA pode ser induzida pela aplicação tonsilar repetida de um antigénio particulado. O Ag I/II de S. mutans, o SBR do Ag I/II, o domínio de ligação ao glucano de S. mutans, as preparações fimbriais de S. mutans com antigénio isolado ou em combinação com adjuvantes da mucosa e GBP-B foram também utilizados para demonstrar proteção. A imunização por pulverização tópica nasal ou amigdalina de uma preparação enriquecida com glucosil transferase (E-GTF) resultou em respostas anti-E-GTF significativamente mais elevadas em amostras de lavagem nasal, sugerindo que a imunização nasal foi mais bem sucedida na indução de respostas nas mucosas em adultos.[34]

A imunidade protetora após a infeção com estreptococos mutans cariogénicos pode ser induzida em ratos pela via IN com muitos antigénios *de S. mutans* ou domínios funcionais associados a estes componentes. Foi possível demonstrar proteção com *S. mutans* AgI/II (Katz *et al.*,1993), o SBR de AgI/II (Hajishengallis *et al.,* 1998), uma sequência de 19 mers no SBR (Takahashi *et al.,* 1991), o domínio de ligação ao glucano de *S. mutans* GTF-B (Jespersgaard *et al.*,1999), *S. mutans* GbpB (Smith *et al,* 1997a), e preparações fimbriais de *S. mutans* (Fontana *et al.*, 1999), com antigénio isolado ou combinado com adjuvantes da mucosa. O procedimento NALT, para administração por via nasal, tem sido utilizado para induzir imunidade a antigénios bacterianos para evitar a colonização e a acumulação de microrganismos.

3) Rota das amígdalas:

A capacidade do antigénio para induzir respostas imunitárias na cavidade oral através da aplicação amigdalina é de grande interesse. As células produtoras de anticorpos IgA, tanto nas glândulas salivares principais como nas menores, podem ser induzidas pela aplicação repetida de um antigénio particulado nas amígdalas. De acordo com Fukuizumi T et al., a aplicação amigdalina de células mortas por formalina de S. sobrinus a coelhos diminuiu as áreas de cárie nos coelhos.

O tecido amigdaliano contém os elementos necessários para a indução imune de respostas de IgA secretora (van Kempen *et al.,* 2000), embora as caraterísticas de resposta de IgG, em vez de IgA, sejam dominantes neste tecido (Boyaka *et al,* 2000). No entanto, tem sido sugerido que as amígdalas palatinas, e especialmente as amígdalas nasofaríngeas, contribuem com células percursoras para locais efectores da mucosa (Brandtzaeg, 1996), tais como as glândulas salivares. A este respeito, Fukuizumi e colaboradores (1999) demonstraram que a aplicação tópica de células de *S. sobrinus* mortas com formalina em coelhos pode induzir uma resposta imunitária salivar que pode diminuir significativamente as consequências da infeção com *S. sobrinus* cariogénico. Curiosamente, a aplicação tonsilar repetida de antigénio particulado pode induzir o aparecimento de células produtoras de anticorpos IgA nas glândulas salivares maiores e menores do coelho (Inoue *et al,* 1999).[34]

4) Via intra-gástrica:

Os ratinhos imunizados por via intragástrica com proteínas quiméricas contendo (região de ligação à saliva) SBR e enterotoxinas de tipo II de E. coli ou toxina da cólera (CT) mostraram um aumento do número de células B e macrófagos nas placas de Peyer (PP) e uma diminuição do número de células B nos gânglios linfáticos mesentéricos (MLN), indicando uma base molecular para a resposta imunitária melhorada.

5) Por glândulas salivares:

São a melhor via de indução da mucosa, com menos tempo, ductos secretores largos que permitem o acesso retrógrado das bactérias e dos seus produtos. As glândulas salivares menores povoam os lábios, as bochechas e o palato mole. Estas glândulas têm sido sugeridas como vias potenciais para a indução mucosa de respostas imunitárias salivares (Crawford *et al,* 1975; Schroeder *et al,* 1983), devido aos seus ductos secretores curtos e largos que facilitam o acesso retrógrado de bactérias e dos seus produtos (Nair e Schroeder, 1983) e devido aos agregados de tecido linfático que se encontram frequentemente associados a estes ductos.

Experiências em que a GTF de *S. sobrinus* foi administrada topicamente nos lábios inferiores de jovens adultos sugeriram que esta via pode ter potencial para a administração de vacinas contra a cárie dentária. Nestas experiências, aqueles que receberam a aplicação labial de GTF apresentaram proporções significativamente mais baixas de estreptococos mutans indígenas/flora estreptocócica total na sua saliva total durante um período de seis semanas após uma profilaxia dentária, em comparação com um grupo placebo (Smith e Taubman, 1990).

O CAT-GLU (construção di-epitópica de domínios catalíticos e de ligação ao glucano de glucosiltransferases) foi utilizado para imunizar grupos de ratos Sprague-Dawley por via subcutânea na vizinhança da glândula salivar, sugerindo que pode ser um antigénio potencialmente significativo para uma vacina contra a cárie. Subcutâneo: S. mutans foi administrado com sucesso por via subcutânea a macacos, provocando principalmente anticorpos séricos IgG, IgA e IgG. Estes anticorpos são protectores contra a cárie dentária e entram na cavidade oral através do fluido crevicular gengival. [34]

No entanto, verificou-se que o aumento dos anticorpos IgG séricos era o fator mais importante na vacina contra a cárie. A pGJA-P/VAX, que codifica dois domínios antigénicos principais de S. mutans, PAc e GLU, foi bem sucedida na redução dos níveis de cárie dentária produzida por S. mutans. No entanto, verificou-se que era ineficaz contra a infeção por S. sobrinus.

6) Via rectal:

Também se investigou o potencial indutor de locais mais remotos da mucosa. Por exemplo, a imunização rectal com antigénios bacterianos não orais, como o *Helicobacter pylori* (Kleanthous *et al.*, 1998) ou *o Streptococcus pneumoniae* (Hvalbye *et al.*, 1999), apresentados no contexto de um adjuvante à base de toxinas, pode resultar no aparecimento de anticorpos IgA secretórios em locais salivares distantes. A região colo-rectal como local indutor de respostas imunitárias da mucosa em humanos é sugerida pelo facto de este local ter a maior concentração de folículos linfóides no trato intestinal inferior.

Estudos preliminares indicaram que esta via também poderia ser utilizada para induzir respostas de IgA salivar a antigénios de estreptococos mutans, como o GTF (Lam *et al.*, 2001). Poder-se-ia, portanto, prever a utilização de supositórios de vacina como uma alternativa para crianças em que as doenças respiratórias impedem a aplicação intranasal da vacina. Devido à maior concentração de folículos linfóides no trato intestinal inferior, este é conhecido como um local indutor de respostas imunitárias [34].

Imunização passiva:

A imunização passiva como estratégia preventiva da cárie dentária. A imunização passiva resulta da transferência de anticorpos pré-fabricados que circulam no corpo e conferem proteção específica. Envolve a transmissão passiva dos anticorpos.

São vários os estudos efectuados:

1. **Anticorpos monoclonais:** Estes anticorpos para Ag I/II de superfície celular de S. mutans foram examinados. A aplicação tópica onde o número de S. mutans é maior revelou-se mais eficaz e mostrou uma redução maciça.
2. **Leite de vaca:** Este leite reduz as cáries devido ao facto de conter anticorpos IgG policlonais. Quando utilizado para lavagem da boca, ajuda a reduzir a percentagem de S. mutans na placa bacteriana.
3. **Anticorpos de gema de ovo:** Verificou-se uma redução da cárie devido à presença de células inteiras mortas com formalina e de GTFs associados às células.
4. **Plantas transgénicas:** A vacina é insípida, incolor e pode ser aplicada nos dentes. É a primeira vacina derivada de plantas geneticamente modificadas.

As vacinas passivas experimentalmente bem sucedidas contra a cárie assumiram muitas formas, incluindo IgG monoclonal de ratinho, IgG de bovino ou macaco e IgY de galinha. Também utilizaram leite bovino e soro gerado a partir de vacas imunizadas para controlar a colonização por S. mutans. Mitoma et al (2002), no seu estudo sobre imunização passiva com leite bovino, utilizaram leite imunizado contendo anticorpos contra o antigénio PAcA- GB, tendo como resultado uma clara supressão do desenvolvimento de cárie em modelos de ratos, sendo o primeiro estudo pré-clínico que demonstra resultados favoráveis da imunização passiva com leite bovino, concluindo que este leite imunizado poderia ser uma opção viável para controlar a cárie em humanos.[34]

Em outro estudo realizado por Shimazaki e cols (2001), no qual utilizaram leite imune de uma vaca desafiada com a proteína PAcA-GB, proteína resultante da fusão entre a região rica em alanina do Pac (PAcA) e que se liga à saliva, com o domínio de ligação ao glucano (GB) do GTF; e por outro lado, foi utilizado leite do grupo controle (Leite obtido de vacas não imunizadas). Este estudo foi realizado em humanos, em que ambos os grupos foram submetidos a um período de duas semanas de aplicação de leite imune e não imune, respetivamente, resultando num menor nível de S. mutans no grupo que recebeu leite imunizado.

Outro método de imunização passiva que tem sido testado em modelos pré-clínicos, baseia-se na utilização de imunoglobulina Y (Ig Y) derivada de galinhas, uma vez que tem sido relatado que pode inibir a ligação de Streptococcus mutans à película dentária adquirida. O estudo experimental de Bachtiar et al. (2015), conclui que o leite de soja enriquecido com Ig Y e quitosana pode reduzir o número de S. mutans no biofilme dentário e, portanto, prevenir o desenvolvimento de cáries. No estudo de Bachtiar et al., o grupo de ratos que recebeu leite de soja enriquecido com

Ig Y e quitosana tinha vários S. mutans, doze vezes menos do que o grupo de controlo. Também foi estimado que a Ig Y persistiu na saliva destes ratos até 15 dias após o período de alimentação . Embora a Ig Y possa inibir a ligação de S. mutans à película dentária, esta imunoglobulina é suscetível a mudanças de temperatura e níveis de pH. [35]

Por conseguinte, para melhorar o seu efeito como imunização passiva, pode ser adicionado um conservante como o quitosano, um polissacárido extraído da quitina da casca dos crustáceos. Vários estudos demonstraram que o quitosano também tem efeitos antibacterianos, pelo que se espera que a IgY e o quitosano adicionados ao leite de soja diminuam a formação de biofilmes e a presença de bactérias cariogénicas. Dos anticorpos pré-fabricados e testados tanto a nível pré-clínico como clínico, a Ig Y purificada da gema de ovo de galinha demonstrou eficácia na redução dos níveis salivares de S. mutans.

Um exemplo disso é o ensaio clínico de Nishihara et al. (2014), realizado em 64 voluntários saudáveis para avaliar os efeitos de duas estirpes probióticas de Lactobacillus salivarius (administradas sob a forma de comprimidos), versus um produto comercial de Ig Y (Ovalgen DC), e xilitol nos factores de risco de cárie dentária. Neste estudo, o tratamento com Ovalgen DC não mostrou diferenças significativas, relativamente às estirpes probióticas testadas, na capacidade de reduzir os níveis salivares de S. mutans; enquanto o tratamento com xilitol mostrou inferioridade na medição desta variável. [34]

Nguyen Van Sa (2013), no seu estudo sobre o anticorpo específico da gema de ovo (Ovallgen DC) como uma nova imunoterapia de suporte para a cárie dentária, afirma que a glicosiltransferase é uma enzima essencial na patogenicidade de S. mutans, e existem dois tipos:

1) Glucosiltransferase-CF que produz glucano solúvel, e

2) Glucosiltransferase-CA que produz glucano insolúvel.

A glucosiltransferase associada à célula (Glucosyltransferase-CA) é o principal fator patogénico de S. mutans. O glucano insolúvel liga-se fortemente à superfície dos dentes e ajuda na colonização de S. mutans. Os anticorpos específicos da gema de ovo contêm Ig Y específica contra a glucosiltransferase de S. mutans. Neste estudo, foram realizados ensaios clínicos, nos quais 4 voluntários saudáveis participaram num teste de 2 fases. Na fase 1, foi utilizado um elixir bucal com placebo e, após 2 semanas, foi utilizado um elixir bucal com Ovalgen DC.

As pontuações da placa foram comparadas entre as duas fases, com o primeiro grupo a ter uma pontuação de placa de 3, enquanto o grupo tratado com Ovalgen DC tinha uma pontuação inferior a 2,8, de acordo com a escala utilizada nesse estudo. Adicionalmente, foi examinado o efeito de anticorpos policlonais de imunoglobulina G (IgG) de gema de ovo contra células inteiras, glucosiltransferase livre de células (CF-GTase) ou glucosiltransferase associada a células (CA-GTase) de Streptococcus mutans serotipo c. A IgG de gema de ovo purificada mostrou uma forte atividade inibitória contra a CA-GTase, mas não contra a CF-GTase.[35]

Curiosamente, a IgG específica para a CA-GTase inibiu significativamente o desenvolvimento de cáries dentárias em ratos que tinham sido infectados com o serótipo c de S. mutans, mas não a IgG específica para a CF-GTase. Em conclusão, a IgG específica para a CA-GTase de S. mutans inibiu a atividade enzimática que produz glucano insolúvel a partir da sacarose, resultando na inibição da adesão celular e na diminuição da cariogenicidade em ratos infectados com S. mutans. A IgG pode ser obtida de forma conveniente e estável a partir de ovos de galinhas hiperimunizadas com CA-GTase purificada e um adjuvante. Por conseguinte, ficou estabelecido que as galinhas podem fornecer uma fonte benéfica e económica de anticorpos para imunização passiva.

Com base na exposição anterior, a imunização passiva local contra S. mutans tem sido amplamente explorada, utilizando tópicos bucais e administração de anticorpos derivados de animais vacinados com bactérias inteiras ou componentes destas. No entanto, e de acordo com Krugër et al., as vacinas passivas são menos eficazes, uma vez que requerem mais aplicações em doses elevadas para obter um efeito persistente no tempo. Para reduzir esta desvantagem, Krugër e colaboradores construíram uma série de vectores de expressão com promotores induzíveis ou constitutivos para a expressão ou secreção superficial de vários antigénios em bactérias do género Lactobacillus.

Recentemente, um anticorpo de cadeia simples (scFv) gerado a partir do anticorpo monoclonal 13 de Guy dirigiu-se contra o antigénio SA I / II de S. mutans, que foi expresso na superfície de uma bactéria do género Lactobacillus utilizando um promotor induzível e demonstrando que protege contra o desenvolvimento de cáries quando administrado a ratos. Com este pano de fundo, Krugër e o seu grupo construíram um novo vetor (pLP501- scFv-long anchor) contendo um promotor constitutivo (Pldh) do gene da lactato desidrogenase de Lactobacillus plantarum e codificando um scFv derivado de Guy 13 dirigido contra o antigénio de adesão SA

I/II de S. mutans.[35]

De acordo com Krugër et al., as bactérias do género Lactobacillus, que expressam constitutivamente este anticorpo, podem não afetar o número de S. mutans, mas alteram a estabilidade do biofilme. Isto influencia a difusão do substrato (sacarose) ou afecta a libertação de produtos metabólicos bacterianos (como o ácido lático) dentro do biofilme, contribuindo assim para reduzir o desenvolvimento de cáries. [36]

A ideia de Krugër e do seu grupo é muito inovadora, uma vez que, com a sua proposta, se pretende imunizar passivamente de forma não clássica, com base na administração de estirpes de Lactobacillus plantarum transformadas por engenharia genética para expressar de forma persistente e em doses elevadas, um anticorpo monoclonal dirigido a um antigénio de superfície do S. mutans cariogénico, com o objetivo de minimizar a sua aderência à película salivar adquirida. São necessários estudos em humanos para avaliar a eficácia e a substantividade desta nova e inovadora abordagem biotecnológica.

Vantagens:

- Evita o risco de efeitos secundários da imunização ativa.
- Potencial para os anticorpos interferirem com a capacidade do Streptococcus mutans de colonizar as superfícies dentárias e limitar o desenvolvimento de cáries.
- O produto comercial Ovalgen DC à base de IgY, purificado a partir da gema de ovo, demonstrou uma eficácia comparável à das estirpes probióticas na redução dos níveis salivares do S. mutans cariogénico.
- O produto comercial Ovalgen DC demonstrou em estudos clínicos superioridade

em relação ao triclosan na redução dos níveis salivares de S. mutans.

Desvantagens:

- Não induz a geração de memória imunológica
- É necessária uma administração contínua para obter uma proteção duradoura contra os agentes patogénicos.
- Tem um menor grau de eficácia, devido ao facto de a semi-vida dos anticorpos ser curta.
- Baixa acessibilidade e utilidade limitada como medida de saúde pública

Imunização ativa:

Imunização ativa como estratégia preventiva da cárie dentária. A imunização ativa seria mais eficaz e duradoura uma vez que estimula a participação ou resposta do próprio hospedeiro, e a sua estabilidade no tempo através da memória imunológica. Tal como na imunização passiva, a imunização ativa tem como objetivo antigénios alvo expressos pelo Streptococcus mutans, como os adesivos da superfície celular, para serem administrados ao hospedeiro humano e induzir a produção de anticorpos pelo seu próprio sistema imunitário.

Estudos mostram que o desenvolvimento de anticorpos contra estas adesinas impede a adesão destas espécies bacterianas à superfície dentária. Cao et al. (2016), num estudo que comparou os níveis de anticorpos específicos em crianças com diferentes níveis de S. mutans, refere que a inibição do GTF pelas IgA secretoras salivares (IgAs) protege contra a cárie dentária. O GTF expressa uma região antigénica, ou seja, um epítopo de células B, que acaba por ser um alvo chave devido à sua mobilidade e flexibilidade. Esta região funcional desconhecida e não preservada do GTF poderia ser um possível candidato para o desenvolvimento de vacinas.

Além disso, Cao e colaboradores avaliaram a região epítopo do antigénio Pac, com o objetivo de prever possíveis alvos para a vacina. O grupo relatou que o PAc é o antigénio ideal que induz a expressão de anticorpos inibidores como resposta do hospedeiro em seres humanos. Evidências têm demonstrado maior eficácia no uso de vacinas contra a cárie quando se combinam epítopos de PAc e GTF. No entanto, poucos estudos relacionaram estes dois epítopos na construção de vacinas contra a cárie.

Ferreira et al. (2015), avaliaram a indução de imunidade protetora contra S. mutans utilizando uma vacina sintética obtida a partir da proteína ligadora de fosfato (Psts), baseada na bactéria Escherichia coli da qual clonaram esta proteína. Quando aplicada por via sublingual em ratos, apresentou um aumento significativo de anticorpos IgG, o que impediu a adesão de S. mutans às superfícies dentárias dos animais após a vacinação. Por outro lado, Childers NK et al. foram até agora os únicos a avaliar vacinas activas para a cárie dentária em modelos humanos, através da administração de um antigénio de Streptococcus mutans por via nasal ou oral. A este respeito, o estudo de Childers NK et al. (2002) foi aplicado a 21 voluntários adultos, aos quais foi administrada uma vacina tópica de Streptococcus mutans nas amígdalas e nas superfícies nasais, a fim de determinar a sua eficácia na indução de respostas imunitárias nas mucosas.

Este estudo em dupla ocultação testou duas formas do antigénio da vacina, utilizando antigénios solúveis e antigénios lipossomais, e utilizou uma dose enriquecida de glucosiltransferase estreptocócica (E-GTF). Os resultados deste estudo fornecem provas da segurança da preparação enriquecida de E-GTF, tanto solúvel como lipossomal, para além da imunização nasal e por amígdalas para utilização em seres humanos. A imunização intranasal gerou uma resposta IgA anti-E-GTF média significativamente mais elevada, pós-imunização, em amostras de lavagem nasal e saliva obtidas da parótida, mas não no soro do doente, em comparação com os grupos de imunização com amigdalina. Neste mesmo ensaio, os indivíduos que receberam E-GTF lipossómica tiveram respostas IgA mais elevadas em comparação com as respostas observadas em indivíduos que receberam E-GTF solúvel; no entanto, as diferenças não foram significativas. O grupo de Childers concluiu que a imunização pela via nasal parece ser mais eficaz do que a via oral na obtenção de uma resposta mucosa anti- Streptococcus mutans em adultos.[36]

Mais tarde, Childers et al. (2006), realizaram um novo estudo em que utilizaram a via intranasal para imunizar, dois anos depois, indivíduos previamente imunizados por via nasal e amígdalas e comparar as suas respostas com as dos indivíduos que foram imunizados pela primeira vez (grupo de controlo). O objetivo era determinar a eficácia de um regime de imunização de reforço no aumento da resposta das mucosas. Os resultados do ensaio mostraram que a imunização intranasal usada como reforço não gera respostas de IgA salivar (sIgA) significativamente diferentes dos grupos que receberam uma única imunização. O principal benefício foi obtido com o grupo inicialmente imunizado por via intranasal (IN), que após receber a vacinação de reforço administrada pela mesma via (IN), obteve níveis significativamente mais elevados de IgA sérica relativamente aos restantes grupos avaliados (controlo, e grupo de reforço que foi inicialmente imunizado por via amigdalina). Estes resultados indicam que a vacinação de reforço com uma dose de E-GTF só apresenta benefício, se o objetivo for atingir níveis séricos de IgA significativos. Entretanto, a vacinação de reforço não demonstra significância na obtenção de respostas de IgA salivar quando comparada ao esquema de vacinação com dose única.[37]

Atualmente, existem poucos ensaios clínicos de imunização ativa como abordagem preventiva da cárie dentária, pelo que são necessários mais estudos em humanos para avaliar o verdadeiro alcance desta abordagem e estabelecer a sua verdadeira eficácia, dose e período de proteção.

Vantagens:

- Induz a produção endógena de anticorpos salivares e gera memória imunológica.

- Foi demonstrado que é altamente eficaz em estudos com animais.
- Os resultados nos seres humanos são encorajadores. Respostas significativas e duradouras (pelo menos 2 anos) nos níveis de sIgA salivar parecem ser obtidas com uma única aplicação, sem necessidade de reforço.
- Estudos em humanos relatam a obtenção de respostas imunitárias com formas fáceis de aplicar, como a utilização de sprays.

Desvantagens:

- São necessários mais estudos humanos e a longo prazo para estabelecer a sua eficácia.
- Pode causar efeitos secundários em tecidos fora da cavidade oral.
- Acesso limitado à grande maioria da população.

- A resposta humana mais elevada documentada, com base em sIgA salivar versus GTF de S. mutans, é obtida com a administração intra-nasal e com cobertura lipossómica. Esta última formulação implica um custo mais elevado.

Tipos de vacinas

TIPOS DE VACINAS:

1) VACINA SUBUNIT

2) VACINA DE PÉPTIDOS SINTÉTICOS

3) VACINA CONJUGADA

4) VACINA RECOMBINANTE

1) VACINA DE SUBUNIDADE:

As vacinas de subunidades são um tipo de vacina que inclui apenas partes (subunidades) do agente patogénico para provocar uma resposta imunitária. No caso da cárie dentária, as vacinas de subunidade visam componentes específicos do Streptococcus mutans. Eis os principais tipos de vacinas de subunidades que estão a ser investigados para a prevenção da cárie.

1. Vacinas de subunidade da glucosiltransferase (GTF):

As enzimas GTF são críticas para a síntese de glucanos a partir de açúcares da dieta, facilitando a aderência de S. mutans à superfície do dente e formando a placa dentária. As vacinas que visam a GTF têm como objetivo inibir este processo.

2. Vacinas de subunidades de antigénio de proteínas de superfície (PAc):

A PAc (também conhecida como antigénio I/II ou SpaP) é uma proteína de superfície essencial para a adesão de S. mutans à superfície do dente. As vacinas que visam a PAc têm como objetivo impedir que as bactérias se liguem aos dentes.

3. **Vacinas da subunidade da proteína de ligação ao glucano (GBP):**

As GBP estão envolvidas na ligação de glucanos produzidos por GTF. O tratamento com GBPs pode perturbar a formação da placa dentária, impedindo que S. mutans adira efetivamente e se acumule na superfície do dente.

4. **Vacinas de subunidade de proteínas fimbriais:**

As proteínas fimbriais estão envolvidas na adesão e colonização de S. mutans nas superfícies dentárias. As vacinas que visam estas proteínas têm como objetivo impedir a ligação bacteriana inicial.

5. **Vacinas de subunidades de proteínas de fusão:**

Estas vacinas combinam múltiplos antigénios, como uma combinação de GTF e PAc, para induzir uma resposta imunitária mais ampla e aumentar a proteção.

As vacinas de subunidades têm várias vantagens

Segurança: Não contêm agentes patogénicos vivos, reduzindo o risco de infeção.

Especificidade: Visam partes específicas do agente patogénico, minimizando os efeitos secundários.

Estabilidade: São frequentemente mais estáveis do que as vacinas de células inteiras, facilitando o armazenamento e o transporte.

No entanto, as vacinas de subunidades podem necessitar de adjuvantes (substâncias que aumentam a resposta imunitária do organismo a um antigénio) e de vacinas de reforço para alcançar e manter uma imunidade eficaz. Está em curso investigação para desenvolver e otimizar estas vacinas para a prevenção da cárie dentária.[38]

2) VACINA DE PÉPTIDOS SINTÉTICOS:

As vacinas de péptidos sintéticos utilizam sequências curtas de aminoácidos sintetizadas quimicamente (péptidos) que imitam partes de proteínas de agentes patogénicos para provocar uma resposta imunitária. No caso da cárie dentária, as vacinas de péptidos sintéticos visam péptidos específicos do Streptococcus mutans para prevenir a cárie dentária. Seguem-se alguns pontos-chave relativos às vacinas de péptidos sintéticos contra a cárie:

1. **Antigénios específicos:**

- Péptidos de Glucosiltransferase (GTF): Péptidos derivados da enzima GTF, essencial para a síntese de glucanos e para a formação da placa dentária.
- Péptidos do Antigénio da Proteína de Superfície (PAc): Péptidos derivados da proteína PAc, que é crucial para a adesão de S. mutans à superfície do dente.
- Péptidos da proteína de ligação aos glucanos (GBP): Péptidos de GBPs envolvidos na ligação de glucanos, essenciais para a formação de placas.

2. **Mecanismo de ação:**

- Estes péptidos são reconhecidos pelo sistema imunitário, estimulando a produção de anticorpos que visam especificamente os componentes de S. mutans que imitam.
- Os anticorpos neutralizam então as bactérias ou bloqueiam a sua adesão às superfícies dos dentes, prevenindo a formação de placa bacteriana e a subsequente cárie dentária.

3. **Vantagens:**

Segurança: Os péptidos sintéticos não contêm bactérias vivas ou o seu material genético completo, reduzindo o risco de infeção e de efeitos secundários.

Especificidade: Podem ser concebidos para visar componentes bacterianos específicos, minimizando os efeitos não intencionais nas bactérias orais benéficas.

Estabilidade: Os péptidos sintéticos são geralmente estáveis e podem ser facilmente armazenados e transportados.

4. **Desafios:**

- Imunogenicidade: Os péptidos podem ser menos imunogénicos do que as proteínas inteiras ou os agentes patogénicos, necessitando por vezes de adjuvantes para reforçar a resposta imunitária.
- Duração da proteção: As vacinas de péptidos podem exigir doses de reforço para manter a imunidade a longo prazo.
- Distribuição: São necessários sistemas de entrega eficazes para garantir que os péptidos chegam ao sistema imunitário de uma forma eficaz.

5. **Exemplos na investigação:**

- Péptido GTF: Os péptidos derivados dos domínios catalíticos ou de ligação ao glucano do GTF foram testados quanto à sua capacidade de induzir imunidade protetora.
- Péptidos da PAc: Regiões específicas da proteína PAc, como os péptidos da região A, foram avaliadas quanto à sua imunogenicidade e efeitos protectores.

Embora as vacinas de péptidos sintéticos para a cárie dentária ainda se encontrem em fase de investigação e desenvolvimento, são promissoras como uma abordagem direcionada e segura para a prevenção da cárie dentária.[39]

3) VACINA CONJUGADA:

Uma vacina conjugada contra a cárie dentária envolve a ligação (conjugação) de antigénios do Streptococcus mutans a uma proteína transportadora para melhorar a resposta imunitária. Esta abordagem pode melhorar a eficácia da vacina ao aumentar a sua imunogenicidade. Eis uma visão detalhada do funcionamento de uma vacina conjugada contra a cárie dentária:

Componentes de uma vacina conjugada

1. **Antigénio:**

   Componentes específicos de S. mutans, tais como proteínas (por exemplo, glucosiltransferase (GTF), antigénio proteico de superfície (PAc), ou proteínas de ligação ao glucano (GBPs)) ou polissacáridos que desempenham um papel crítico na capacidade da bactéria para causar cáries dentárias.

2. **Proteína transportadora:**

   Uma proteína altamente imunogénica de outro agente patogénico (por exemplo, toxoide da difteria ou do tétano) que ajuda a reforçar a resposta imunitária contra o antigénio conjugado.

Mecanismo de ação:

1. Processo de Conjugação:

- O antigénio de S. mutans escolhido é quimicamente ligado à proteína transportadora. Este processo assegura que o antigénio é apresentado numa forma que o sistema imunitário pode reconhecer mais eficazmente.

2. Administração:

- A vacina conjugada é administrada, geralmente por injeção ou através de um sistema de administração orientado para a cavidade oral.

3. Apresentação de antigénios:

- As células apresentadoras de antigénios (APC) absorvem o complexo conjugado de antigénio e proteína transportadora.
- As APCs processam o antigénio e apresentam-no na sua superfície utilizando moléculas do complexo principal de histocompatibilidade (MHC).

4. Ativação do sistema imunitário:

- Células T auxiliares: O complexo antigénio-MHC é reconhecido pelas células T auxiliares (CD4+), que são activadas e ajudam a estimular as células B.
- Células B: As células B específicas do antigénio de S. mutans são activadas com a ajuda do sinal imunogénico melhorado da proteína transportadora. Isto leva à diferenciação das células B em células plasmáticas.

5. Produção de anticorpos :

- As células plasmáticas produzem anticorpos específicos contra o antigénio de S. mutans.
- Estes anticorpos são segregados na cavidade oral e sistemicamente, proporcionando uma proteção específica.

6. Mecanismos de defesa imunitária:

- Neutralização: Os anticorpos ligam-se ao antigénio de S. mutans, impedindo que a bactéria adira às superfícies dos dentes e forme placa bacteriana.
- Inibição da atividade enzimática: Os anticorpos podem neutralizar enzimas como a GTF, reduzindo a capacidade da bactéria para produzir glucanos e formar placa bacteriana.

- Opsonização: Os anticorpos marcam o S. mutans para destruição por células imunitárias como os macrófagos e os neutrófilos.

7. Imunidade a longo prazo:

- São geradas células B e células T de memória, proporcionando uma proteção a longo prazo. Estas células podem responder rapidamente a exposições subsequentes a S. mutans, mantendo a imunidade e prevenindo a formação de cáries.

Vantagens das vacinas conjugadas:

- Imunogenicidade melhorada: A utilização de uma proteína transportadora aumenta a resposta imunitária global, especialmente em crianças pequenas cujo sistema imunitário ainda está em desenvolvimento.
- Resposta de memória melhorada: A vacina conjugada promove a formação de células de memória, oferecendo uma proteção a longo prazo.
- Proteção mais ampla: A própria proteína transportadora pode estimular o sistema imunitário, proporcionando benefícios adicionais para além do antigénio alvo.

Desafios:

-Produção complexa: As vacinas conjugadas requerem técnicas sofisticadas para assegurar a conjugação adequada dos antigénios e das proteínas transportadoras.

- Custo: A sua produção pode ser mais dispendiosa em comparação com as formulações de vacinas mais simples.

Em conclusão, as vacinas conjugadas contra a cárie dentária representam uma estratégia promissora para aumentar a resposta imunitária contra S. mutans, oferecendo potencialmente uma proteção eficaz contra a cárie dentária. A investigação e o desenvolvimento nesta área continuam a otimizar estas vacinas para uso clínico.[39,40]

4) **VACINA RECOMBINANTE:**

As vacinas recombinantes utilizam microrganismos geneticamente modificados para produzir antigénios que estimulam uma resposta imunitária. No caso da cárie dentária, as vacinas recombinantes centram-se na produção de antigénios de Streptococcus mutans para prevenir a cárie dentária. Eis os principais aspectos das vacinas recombinantes contra a cárie.

1. **Antigénios específicos:**

- Glucosiltransferase (GTF): As vacinas recombinantes podem produzir antigénios GTF, essenciais para que S. mutans forme a placa dentária.
- Antigénio proteico de superfície (PAc): Estas vacinas podem produzir proteínas PAc que ajudam o S. mutans a aderir às superfícies dos dentes.
- Proteína de ligação aos glucanos (GBP): As vacinas recombinantes podem gerar antigénios GBP envolvidos na ligação de glucanos e na formação de placas.

2. **Mecanismo de ação:**

- O microrganismo recombinante, frequentemente um vírus ou uma bactéria, exprime o antigénio alvo de S. mutans.
- O sistema imunitário reconhece o antigénio como estranho, produzindo anticorpos contra ele.

- Estes anticorpos neutralizam as bactérias ou bloqueiam a sua capacidade de aderir e colonizar as superfícies dentárias, prevenindo as cáries.

3. **Métodos de produção:**

- Engenharia genética: Os genes que codificam os antigénios desejados são inseridos num vetor (por exemplo, levedura, bactéria ou vírus) que produz o antigénio.
- Expressão e purificação de proteínas: Os organismos recombinantes produzem o antigénio, que é depois purificado para ser utilizado na vacina.

4. **Vantagens:**

- Elevada especificidade: As vacinas recombinantes podem ser concebidas para produzir antigénios específicos, reduzindo os efeitos fora do alvo.
- Segurança: Não utilizam agentes patogénicos vivos, minimizando o risco de infeção.
- Escalabilidade: A tecnologia recombinante permite a produção de vacinas em grande escala.

5. **Exemplos na investigação:**

- PAc recombinante: Foi demonstrado que as vacinas que produzem a proteína PAc recombinante induzem imunidade e reduzem a colonização por S. mutans.
- GTF recombinante: As vacinas que têm como alvo a enzima GTF demonstraram potencial para gerar uma resposta imunitária que inibe a síntese de glucano e a formação de placas .

6. **Desafios:**

- Imunogenicidade: Algumas proteínas recombinantes podem ser menos imunogénicas e podem necessitar de adjuvantes para reforçar a resposta imunitária.

- Custo e complexidade: A produção de vacinas recombinantes pode ser mais complexa e dispendiosa do que a das vacinas tradicionais.
- Aprovação regulamentar: Garantir a segurança, a eficácia e a conformidade regulamentar pode ser um processo moroso.

As vacinas recombinantes para a cárie dentária são promissoras, combinando os benefícios da produção de antigénios específicos com segurança e escalabilidade. Está em curso investigação para otimizar estas vacinas para utilização clínica.[33]

Mecanismo de ação

O mecanismo de ação de uma vacina contra a cárie dentária envolve a estimulação do sistema imunitário do corpo para reconhecer e combater as bactérias responsáveis pela cárie dentária, principalmente Streptococcusmutans. Eis como este processo funciona geralmente:[39]

1. Apresentação de antigénios:

- A vacina introduz no organismo antigénios derivados de S. mutans, tais como proteínas (por exemplo, glucosiltransferase (GTF), antigénio proteico de superfície (PAc) ou proteínas de ligação ao glucano (GBPs)), péptidos ou ADN que codificam estes antigénios.
- Estes antigénios são concebidos para imitar partes da bactéria S. mutans.

2. Ativação da resposta imunitária:

- Reconhecimento por células imunitárias: Os antigénios são reconhecidos pelas células apresentadoras de antigénios (APCs), como as células dendríticas, que os processam e apresentam na sua superfície utilizando moléculas do complexo principal de histocompatibilidade (MHC).
- Ativação das células T: Os antigénios apresentados são reconhecidos pelas células T, particularmente pelas células T auxiliares (CD4+), que são activadas e ajudam a estimular outras respostas imunitárias.
- Ativação das células B: As células T auxiliares activam as células B, que são específicas para os antigénios de S. mutans. Estas células B diferenciam-se em células plasmáticas que produzem anticorpos contra os antigénios.

3. Produção de anticorpos:

- As células plasmáticas produzem anticorpos específicos (IgA, IgG) que têm como alvo os antigénios de S. mutans.
- Estes anticorpos são segregados na cavidade oral, onde se podem ligar às bactérias S. mutans.

4. Neutralização de bactérias:

- Inibição da adesão: Os anticorpos ligam-se a antigénios de superfície como o PAc, impedindo a adesão de S. mutans às superfícies dentárias.
- Inibição da atividade enzimática: Os anticorpos contra a GTF podem neutralizar a enzima, reduzindo a capacidade da bactéria de sintetizar glucanos e formar placa dentária.
- Opsonização e fagocitose: Os anticorpos podem marcar S. mutans para destruição por células fagocíticas, como macrófagos e neutrófilos.

5. Resposta da memória:

- Algumas células B e T transformam-se em células de memória, que permanecem no organismo a longo prazo.
- Após exposição subsequente a S. mutans, estas células de memória respondem rapidamente, produzindo anticorpos e activando outros mecanismos imunitários para prevenir a colonização e a infeção.

6. Prevenir a formação de cáries:

- Ao reduzir a colonização por S. mutans e a formação de placa bacteriana, a vacina ajuda a prevenir a desmineralização do esmalte dentário, prevenindo assim a cárie dentária.

Esta resposta imunitária reduz a carga bacteriana global e a formação da placa bacteriana nos dentes, diminuindo assim o risco de cáries dentárias.

Requisitos da vacina dentária

O desenvolvimento de uma vacina contra a cárie dentária envolve vários requisitos e considerações fundamentais[39]

1. **Antigénios-alvo eficazes:**

- Identificação: A investigação centra-se na identificação de antigénios específicos de bactérias cariogénicas como o Streptococcus mutans que podem estimular respostas imunitárias protectoras.

- Proteínas de superfície: Os antigénios incluem frequentemente proteínas de superfície envolvidas na adesão às superfícies dentárias e na formação de biofilme.

- Conservação: Os antigénios devem ser conservados em várias estirpes de bactérias cariogénicas para garantir uma ampla eficácia.

2. **Segurança:**

- Não tóxicos: Os componentes da vacina não devem induzir efeitos tóxicos nem agravar as doenças orais.

- Efeitos secundários mínimos: Assegurar que a vacina não causa efeitos adversos, especialmente em populações vulneráveis, como crianças e indivíduos com problemas de saúde subjacentes.

3. **Imunidade de longa duração:**

- Células B de memória: Induzem uma memória imunitária robusta através da ativação de células B que produzem anticorpos e células T que fornecem proteção a longo prazo.

- Reforços: Avaliar a necessidade de doses de reforço para manter a imunidade durante períodos prolongados.

4. **Administração:**

- Via: Determinar a via de administração mais eficaz para induzir respostas imunitárias sistémicas e da mucosa. As opções incluem as vias oral, subcutânea, intranasal ou mucosa.

- Otimização da dose: Otimizar a dosagem da vacina para obter uma resposta imunitária óptima sem estimular excessivamente o sistema imunitário.

5. **Adjuvantes:**

- Melhoria: Selecionar adjuvantes que aumentem a eficácia da resposta imunitária através da ativação das vias imunitárias inatas.

- Segurança: Assegurar que os adjuvantes são seguros e não causam reacções adversas locais ou sistémicas.

6. **Cobertura alargada:**

- Seleção de antigénios: Visar múltiplos antigénios para abranger várias estirpes de bactérias cariogénicas e evitar a evasão imunitária.

- Variação geográfica: Considerar a diversidade antigénica em diferentes regiões geográficas para garantir uma eficácia global.

7. **Estabilidade e armazenamento:**

- Formulação: Desenvolver formulações de vacinas estáveis que mantenham a eficácia durante o armazenamento e o transporte.

- Sensibilidade à temperatura: Minimizar a sensibilidade à temperatura para facilitar a distribuição em regiões com acesso limitado à refrigeração.

8. **Relação custo-eficácia:**

- Fabrico: Utilizar métodos de produção rentáveis e processos de fabrico escaláveis.

- Acessibilidade: Assegurar a acessibilidade dos preços para uma distribuição e administração generalizadas, especialmente nos países de baixo e médio rendimento.

9. **Aprovação regulamentar:**

- Segurança e eficácia: Realizar estudos pré-clínicos e clínicos rigorosos para demonstrar a segurança, a eficácia e a imunogenicidade.

- Conformidade: Cumprir as normas regulamentares estabelecidas pelas autoridades de saúde para a aprovação e licenciamento de vacinas.

10. **Aceitação pública :**

- Educação: Educar os prestadores de cuidados de saúde e o público sobre os benefícios da vacinação na prevenção da cárie dentária.

- Comunicação: Abordar as preocupações sobre a segurança e a eficácia das vacinas através de uma comunicação transparente.

A concretização destes requisitos implica esforços de colaboração entre o meio académico, a indústria, os organismos reguladores e as organizações de saúde pública para fazer avançar o desenvolvimento de vacinas, desde a investigação pré-clínica até aos ensaios clínicos e à sua eventual utilização. Cada fase requer um planeamento meticuloso, testes rigorosos e uma avaliação contínua para garantir que a vacina cumpre as normas de segurança, eficácia e acessibilidade para utilização global.

Alvos moleculares

Uma vacina contra a cárie tem como objetivo prevenir a cárie dentária (cárie dentária), visando componentes moleculares específicos envolvidos na formação e progressão das cáries dentárias. Os alvos moleculares primários incluem normalmente:

1. **Streptococcus mutans:**

Esta bactéria é uma das principais responsáveis pelas cáries dentárias. Ela metaboliza os açúcares para produzir ácidos que desmineralizam o esmalte dos dentes, levando à formação de cáries. As vacinas têm como objetivo

- Proteínas de superfície: As vacinas podem ter como alvo proteínas de superfície específicas (por exemplo, antigénio P1, glucosiltransferases) que são essenciais para a aderência do Streptococcus mutans às superfícies dos dentes e para a formação da placa dentária.
- Glucosiltransferases (GTFs): Estas enzimas sintetizam glucanos a partir de açúcares da dieta, que contribuem para a formação da placa bacteriana e para a adesão bacteriana. A inibição das GTFs pode reduzir a acumulação de placa bacteriana e a formação de cáries. Proteínas de superfície ou enzimas de Streptococcus mutans para prevenir a sua colonização ou reduzir a sua virulência.[39]

2. **Componentes do biofilme:**

- Polissacáridos extracelulares: As vacinas podem ter como alvo os polissacáridos e outros componentes da matriz extracelular que contribuem para a integridade estrutural e a função protetora dos biofilmes dentários.

GLUCAN: Os glucanos são polissacáridos produzidos pelo Streptococcus mutans a partir de açúcares. Contribuem para a formação da placa dentária e de biofilmes, que protegem as bactérias da saliva e de outros agentes antimicrobianos. As vacinas podem ter como alvo as enzimas envolvidas na síntese de glucanos para interromper a formação da placa bacteriana.

3. **Adesinas:**

Estas são proteínas na superfície do Streptococcus mutans que lhe permitem aderir às superfícies dos dentes e formar biofilmes. As vacinas que têm como alvo as adesinas podem impedir a fixação e colonização bacteriana, reduzindo assim a formação de cáries.[41]

4. **Componentes do biofilme:**

A cárie dentária é facilitada pela formação de biofilmes (placa bacteriana) nas superfícies dos dentes, que protegem as bactérias e aumentam a sua capacidade de causar cáries. As vacinas podem ter como alvo vários componentes da matriz do biofilme para impedir a sua formação ou desestabilizar os biofilmes existentes.

5. **Proteínas do esmalte dos dentes:**

Algumas vacinas podem ter como objetivo estimular a produção de anticorpos que têm como alvo as proteínas do esmalte dentário. Esta abordagem tem como objetivo aumentar a resistência do esmalte dentário à desmineralização ácida causada por ácidos bacterianos

A investigação sobre vacinas contra a cárie está em curso, estando a ser exploradas várias abordagens para atingir eficazmente estes componentes moleculares envolvidos no processo de cárie.

Glucosiltransferases[42]

As glucosiltransferases (GTFs) são enzimas produzidas por bactérias cariogénicas, particularmente Streptococcus mutans, que desempenham um papel significativo no desenvolvimento da cárie dentária. A compreensão do papel das glucosiltransferases é crucial no contexto do desenvolvimento de vacinas contra a cárie.

Papel das Glucosiltransferases na Cárie:

1. Síntese de glucanos: As glucosiltransferases catalisam a síntese de glucanos a partir de açúcares dietéticos (normalmente sacarose) que estão presentes na cavidade oral. Estes glucanos são os principais componentes da placa dentária e dos biofilmes.
2. Formação de biofilme: Os glucanos produzidos por glucosiltransferases são cruciais para a aderência e agregação de bactérias nas superfícies dentárias. Contribuem para a formação de biofilmes complexos que protegem as bactérias das defesas do hospedeiro e dos agentes antimicrobianos.
3. Produção de ácidos: As glucosiltransferases facilitam o metabolismo dos açúcares da dieta em ácidos, particularmente o ácido lático. A acumulação de ácidos na placa dentária leva à desmineralização do esmalte dentário, que é o processo primário subjacente à formação de cáries dentárias.

Direcionar as glucosiltransferases para as vacinas contra a cárie

1. **Inibição da atividade enzimática:** As vacinas podem ter como alvo regiões específicas ou domínios funcionais de glucosiltransferases para inibir a sua atividade enzimática. Ao impedir a síntese de glucano, as vacinas visam perturbar a formação de placa dentária e biofilmes, reduzindo assim a capacidade das

bactérias cariogénicas de aderirem às superfícies dos dentes e causarem cáries.

2. **Redução da produção de ácido:** Ao visar as glucosiltransferases, as vacinas também atenuam a produção de ácidos na placa dentária. Isto pode ajudar a manter um ambiente de pH mais neutro na boca, que é menos propício à desmineralização do esmalte dentário.

Glucanos[43]

Os glucanos desempenham um papel crítico no desenvolvimento da cárie dentária, e a compreensão da sua função é importante no contexto do desenvolvimento de vacinas contra a cárie.

Papel dos glucanos na cárie:

1. Formação de biofilme: Os glucanos são polissacáridos produzidos por bactérias como o Streptococcus mutans a partir de açúcares da dieta (glucose). Estes glucanos contribuem para a formação da placa dentária e de biofilmes nas superfícies dos dentes. Os biofilmes protegem as bactérias da saliva e de outros agentes antimicrobianos, permitindo-lhes persistir e desenvolver-se na superfície do dente.
2. Aderência e Colonização: Os glucanos actuam como moléculas adesivas que ajudam as bactérias a aderir firmemente ao esmalte dos dentes. Esta aderência é fundamental para a colonização inicial das bactérias nos dentes e a subsequente formação de biofilmes.
3. Proteção contra o ácido: Os biofilmes que contêm glucanos proporcionam um ambiente protetor para as bactérias na placa dentária. Protegem as bactérias dos ácidos produzidos durante o metabolismo dos açúcares por bactérias como o

Streptococcus mutans. Esta produção de ácido leva à desmineralização do esmalte dentário, que é o passo inicial na formação da cárie dentária.

Visando os glucanos nas vacinas contra a cárie:

1. Prevenir a formação de biofilme: As vacinas podem ter como alvo as enzimas envolvidas na síntese de glucanos (por exemplo, glucosiltransferases ou GTFs). Ao inibir estas enzimas, as vacinas podem reduzir a produção de glucanos e impedir a formação de placa dentária e biofilmes. Esta abordagem visa perturbar o ambiente que suporta o crescimento e a persistência de bactérias cariogénicas.

2. Reduzir a adesão: As vacinas também podem ter como alvo as proteínas de ligação de glucanos ou adesinas na superfície de bactérias como o Streptococcus mutans. Ao impedir a ligação dos glucanos às superfícies dos dentes, as vacinas podem reduzir a aderência bacteriana e a colonização, limitando assim a formação de biofilmes.

3. Reforço da resposta imunitária: Algumas estratégias de vacinação têm como objetivo estimular anticorpos que visam especificamente os glucanos ou as proteínas de ligação aos glucanos. Estes anticorpos podem potencialmente interferir com a função dos glucanos na formação do biofilme e melhorar a eliminação imunomediada das bactérias da cavidade oral.

Desafios e considerações:

- Especificidade: É importante que as vacinas tenham como alvo os glucanos ou moléculas relacionadas sem afetar as bactérias benéficas do microbiota oral.

- Eficácia: A eficácia das vacinas que visam o glucano tem de ser cuidadosamente avaliada em ensaios clínicos para garantir que proporcionam uma proteção significativa contra a cárie dentária.

- Estratégias de combinação: A combinação de abordagens que visam os glucanos com outras estratégias de vacinação (por exemplo, visando as proteínas de superfície bacterianas) pode aumentar a eficácia global da vacina.

Em conclusão, os glucanos são fundamentais na patogénese da cárie dentária devido ao seu papel na formação do biofilme, na adesão bacteriana e na proteção contra condições ácidas. O desenvolvimento de vacinas que tenham como alvo os glucanos representa uma abordagem promissora para a prevenção da cárie dentária através da interrupção destes processos críticos nas bactérias cariogénicas.

Adesinas[43]

As adesinas são proteínas de superfície ou moléculas produzidas por bactérias cariogénicas, como o Streptococcus mutans, que desempenham um papel crucial na adesão e colonização destas bactérias nas superfícies dentárias. A compreensão do papel das adesinas é importante no contexto do desenvolvimento de vacinas contra a cárie.

Papel das adesinas na cárie:

1. **Aderência às superfícies dentárias:** As adesinas permitem que as bactérias cariogénicas adiram firmemente ao esmalte dos dentes e a outras superfícies dentárias. Esta aderência inicial é essencial para a colonização e subsequente formação de placa dentária e biofilmes.

2. **Formação de biofilme**: As adesinas contribuem para a agregação de bactérias em biofilmes complexos nas superfícies dos dentes. Os biofilmes fornecem proteção às bactérias contra as defesas imunitárias do hospedeiro, agentes antimicrobianos e remoção mecânica (por exemplo, escovagem).

3. **Fator de virulência:** As adesinas são consideradas factores de virulência porque aumentam a capacidade das bactérias cariogénicas para persistirem e prosperarem na cavidade oral. Ao aderir às superfícies dentárias, bactérias como o Streptococcus mutans podem metabolizar os açúcares da dieta em ácidos, o que leva à desmineralização do esmalte dentário e ao desenvolvimento de cáries dentárias.

Visar as adesinas nas vacinas contra a cárie:

1. **Prevenir a adesão inicial:** As vacinas podem ter como alvo adesinas específicas ou domínios de ligação a adesinas para impedir a fixação inicial de bactérias cariogénicas às superfícies dentárias. Esta abordagem tem como objetivo reduzir o estabelecimento da placa dentária e dos biofilmes, inibindo assim a progressão da cárie dentária.

2. **Interrupção da formação de biofilmes:** Ao bloquear as adesinas, as vacinas podem interferir com a agregação e coesão das bactérias nos biofilmes. Esta perturbação pode aumentar a suscetibilidade das bactérias às respostas imunitárias do hospedeiro e aos tratamentos antimicrobianos.

3. **Reforço das respostas imunitárias:** As vacinas podem estimular a produção de anticorpos e respostas das células T contra as adesinas. Estas respostas imunitárias podem promover a eliminação de bactérias aderentes da cavidade oral e reduzir a carga global de bactérias cariogénicas.

Desafios e considerações:

- **Especificidade:** As vacinas têm de visar adesinas específicas de bactérias cariogénicas como o Streptococcus mutans, poupando as bactérias benéficas do microbiota oral.

- **Diversidade de Adesinas:** As bactérias cariogénicas podem possuir múltiplas adesinas com funções e estruturas variáveis. O desenvolvimento de vacinas que visem uma vasta gama de adesinas pode ser necessário para uma proteção abrangente contra a cárie dentária.

- **Eficácia:** A avaliação da eficácia das vacinas que visam a adesina na prevenção da cárie dentária em diversas populações e durante períodos prolongados é essencial para a sua implementação clínica.

Em conclusão, as adesinas são factores críticos de virulência que facilitam a aderência e colonização de bactérias cariogénicas às superfícies dentárias, levando à formação de placa dentária, biofilmes e, por fim, cáries dentárias. O desenvolvimento de vacinas que têm como alvo as adesinas representa uma estratégia promissora para prevenir a cárie dentária, interrompendo a adesão bacteriana e a formação de biofilme na cavidade oral.

3. Reforço da resposta imunitária: As vacinas podem estimular a produção de anticorpos e respostas das células T contra as glucosiltransferases. Estas respostas imunitárias podem potencialmente aumentar a eliminação de bactérias cariogénicas e reduzir a sua carga global na cavidade oral.

Desafios e considerações:

- **Especificidade:** É crucial que as vacinas visem especificamente as glucosiltransferases de bactérias cariogénicas como o Streptococcus mutans sem afetar as bactérias benéficas da microbiota oral.

- **Eficácia a longo prazo:** Garantir que as vacinas proporcionam uma proteção duradoura contra a cárie dentária durante um período prolongado é essencial para o seu sucesso clínico.

- **Abordagens combinadas:** A combinação de estratégias que visam as glucosiltransferases com outros componentes da vacina (por exemplo, proteínas de superfície, componentes do biofilme) pode aumentar a eficácia global das vacinas contra a cárie.

Em resumo, as glucosiltransferases são enzimas-chave envolvidas na patogénese da cárie dentária, facilitando a síntese de glucano, a formação de biofilme e a produção de ácido. O desenvolvimento de vacinas que têm como alvo as glucosiltransferases representa uma abordagem promissora para prevenir a cárie dentária, interrompendo estes processos críticos nas bactérias cariogénicas.

Investigação clínica

Foram efectuadas muitas investigações em animais com alguns resultados promissores que foram amplamente resumidos na literatura (Koga et al. 2002; Da Silva et al.2014). A investigação em humanos foi limitada e a maioria destes estudos foi realizada nos primeiros anos e mostrou apenas uma proteção a curto prazo.

Houve uma vacina passiva gerada em plantas transgénicas que mostrou uma proteção de 2 anos que era promissora, mas tinha problemas de doses múltiplas e recolonização de Streptococcus sanguis e Veillonella (Ma et al. 1990, 1998). Então, o que é que aprendemos com 40 anos de investigação sobre a vacina contra a cárie? Uma era de investigação, principalmente do centro Forsyth Dental em Boston e da Universidade do Alabama em Birmingham, Alabama, estabeleceu aspectos pertinentes das vacinas contra a cárie.[45]

Foi identificada a utilização de proteínas imunogénicas. Foi também estabelecido que uma vacina multigénica proporcionava uma melhor proteção em estudos com animais. Investigou-se a necessidade de adjuvantes adequados e as vias de administração. Os lipossomas (vesículas de membrana fosfolipídica), o alúmen, a flagelina bacteriana e as enterotoxinas como adjuvantes também provaram ser melhores na obtenção de uma resposta imunitária (Childers et al. 1999; Batista et al. 2014; Yang et al. 2017).[43]

Com base nestes resultados, a investigação alargou-se às vacinas de ADN/recombinantes. Os centros que têm estado activos durante aproximadamente os últimos 15 anos são a Universidade de Wuhan e a Academia Chinesa de

Ciências, Wuhan, China, e, durante um curto período, a Universidade de Shandong, na China, e a Universidade da Florida, em colaboração com a Universidade de São Paulo. A investigação sobre a vacina contra a cárie centrou-se em alguns avanços importantes. Uma vacina pGJA-P/VAX contendo o gene do antigénio 4 associado a linfócitos T citotóxicos, o gene Pc, fragmentos dos genes gtfB e pac de Strep. mutans foi construída e mostrou resultados promissores em ratos, coelhos e macacos (Jia et al. 2006; Xu et al. 2007; Niu et al.2009).[46]

Recentemente, um ensaio de vacina em ratos utilizando o derivado de LT (desintoxicado) como adjuvante com a subunidade de P139-512 e a proteína PstS também demonstrou elicitar a produção de anticorpos antígeno-específicos e uma redução na aderência de Strep. mutans (Ferreira et al. 2016; Batista et al. 2017). Yang et al. (2017) também demonstraram que uma vacina monomérica, KFD2-rPAc, que contém um fragmento da região rica em alanina a rica em prolina de PAc de Strep. mutans, e uma flagelina de comprimento parcial ligada ao HIV-1 p24, produziu quantidades significativas de IgG sérica específica de rPAc, IgA sérica e IgA salivar em comparação com a rPAC isolada quando administrada a ratos. Num estudo in vitro, este soro e saliva também inibiram significativamente a formação de biofilme. Além disso, o rácio de inibição da cárie melhorou de 18% (rPAc) para 50% (KFD2-rPAc). [46]

Estes resultados foram melhorados com a adição de um fragmento do gene GTF (Jiang et al. 2017). Estes investigadores utilizaram o SBR do PAc, a região GB do GTF-I e anexaram um promotor duplo nirB- CMV para melhorar a resposta imunitária. Isso foi entregue usando Salm. typhimurium que, por si só, atua como um adjuvante. Num modelo de rato que utilizou esta vacina, a resposta imunitária foi reforçada e a colonização por Strep. mutans reduzida. Talvez, com novas tecnologias, como os sistemas de entrega nano e o aumento do conhecimento, estas vacinas possam ser melhoradas ainda mais e levadas para ensaios clínicos em humanos (Li et al. 2016; Cao et al. 2017).

A investigação de uma vacina contra a cárie, destinada a prevenir a cárie dentária (cárie dentária), é uma área de estudo ativa na investigação clínica. Eis alguns pontos-chave e actualizações sobre o tema:

1. **Situação atual:** Desde a minha última atualização, os ensaios clínicos para vacinas contra a cárie têm mostrado vários graus de sucesso. Foram testadas várias vacinas candidatas, visando diferentes aspectos da bactéria Streptococcus mutans, causadora da cárie.
2. **Objetivo:** O principal objetivo destas vacinas é reduzir a colonização ou a virulência do Streptococcus mutans, que é um dos principais contribuintes para a cárie dentária.
3. **Mecanismo:** As vacinas têm como objetivo estimular o sistema imunitário a produzir anticorpos contra componentes específicos do Streptococcus mutans, impedindo assim a sua capacidade de aderir aos dentes e formar biofilmes que conduzem à cárie.
4. **Desafios:** O desenvolvimento de uma vacina contra a cárie enfrenta desafios como a identificação dos antigénios certos que induzam uma resposta imunitária protetora sem efeitos adversos, a garantia de eficácia a longo prazo e a superação das variações da microbiota oral entre indivíduos.
5. **Ensaios clínicos:** Os ensaios clínicos envolvem normalmente o teste da

segurança, eficácia e dosagem óptima das vacinas candidatas em seres humanos. Os resultados destes ensaios servem de base para o desenvolvimento e aperfeiçoamento das vacinas.

6. **Perspectivas futuras:** Embora nenhuma vacina contra a cárie tenha sido ainda amplamente adoptada, a investigação em curso continua a explorar novas estratégias e a aperfeiçoar as abordagens existentes. O objetivo final é fornecer uma medida preventiva contra a cárie dentária que complemente as práticas de higiene oral.
7. **Impacto na saúde pública:** Se for bem sucedida, uma vacina contra a cárie poderá ter um impacto significativo na saúde pública, reduzindo a prevalência e a gravidade da cárie dentária, especialmente em populações com acesso limitado a cuidados dentários ou taxas elevadas de cárie.

Para obter os desenvolvimentos mais actuais, a consulta de ensaios clínicos recentes e de publicações de investigação forneceria os conhecimentos mais recentes sobre o progresso da investigação da vacina contra a cárie.

Investigação atual e ensaios clínicos

Ensaios de fase I: Os ensaios iniciais centram-se na segurança e na dosagem num pequeno grupo de voluntários saudáveis.

Ensaios de Fase II: Estes ensaios são alargados a um grupo maior para avaliar a eficácia e a segurança.

Ensaios de Fase III: Ensaios em grande escala realizados em populações de risco de cárie dentária para confirmar a eficácia e a segurança antes da aprovação regulamentar.

Desenvolvimentos em curso: Os investigadores continuam a explorar novas formulações de vacinas, métodos de administração (por exemplo, vacinas mucosas) e adjuvantes para melhorar as respostas imunitárias.

Direcções futuras[49]

Abordagens combinadas: A integração das vacinas com outras medidas preventivas, como tratamentos com flúor e práticas de higiene oral, pode oferecer benefícios sinérgicos.

Direcionamento para grupos de alto risco: As vacinas podem ser particularmente benéficas para as crianças, os idosos e as populações com acesso limitado aos cuidados dentários.

Impacto global: A abordagem da cárie dentária através da vacinação tem o potencial de reduzir os custos dos cuidados de saúde associados aos tratamentos dentários e melhorar a qualidade de vida em todo o mundo.

Manter-se atualizado com as revistas científicas e os registos de ensaios clínicos pode fornecer as informações mais recentes sobre os avanços e as descobertas na investigação da vacina contra a cárie.

Visão da saúde pública

Embora a prevalência da cárie dentária tenha diminuído de acordo com um inquérito epidemiológico nacional do Instituto Nacional de Investigação Dentária dos Estados Unidos, esta doença oral continua a ser um problema de saúde significativo que afecta aproximadamente 50% das crianças dos 5 aos 17 anos de idade nos EUA. Curiosamente, 25% das crianças e adolescentes com idades compreendidas entre os 5 e os 17 anos são responsáveis por 80% das cáries em dentes permanentes, o que indica a existência de grupos de alto risco. Entretanto, em muitos países em desenvolvimento da América Central e do Sul, África, Ásia, bem como em alguns países europeus, a cárie dentária está a aumentar.[49]

Apesar da utilização generalizada de flúor, à qual se atribui principalmente o declínio da cárie entre as décadas de 1970 e 1980, esta doença continua a ser uma das mais prevalentes e onerosas nos países industrializados e em desenvolvimento. De facto, os países em desenvolvimento que não dispõem de um sistema de fluoretação da água e onde o acesso à educação e ao tratamento no domínio da saúde dentária pode não estar disponível para todos, têm grande necessidade de uma vacina. Uma vacina eficaz, segura e facilmente distribuível pode não só ajudar a combater a dor e os problemas de saúde associados à cárie, mas também poupar os milhares de milhões de dólares que são atualmente gastos nos EUA em tratamentos de restauração.[33] Uma questão importante é se a procura de uma vacina contra a cárie se justifica do ponto de vista da saúde pública. Esta questão é especialmente crítica, uma vez que já dispomos de meios eficazes para controlar a doença.

Tendo em conta que o S. mutans não é o único microrganismo cariogénico e que uma série de factores influenciam o desenvolvimento da doença, coloca-se a questão de saber até que ponto uma vacinação bem sucedida contra o S. mutans poderia reduzir a incidência de cáries dentárias.[31] Poderia ser alcançada uma redução considerável das cáries se a colonização do S. mutans pudesse ser evitada ou reduzida na altura da erupção dos dentes decíduos e permanentes. Assim, uma vacinação bem sucedida dirigida contra o S. mutans poderia ser um complemento valioso para outras medidas preventivas da cárie. Alguns outros estudos também sugerem que a vacinação poderia ser um suplemento ao tratamento antimicrobiano em indivíduos com altos níveis de cárie[49]

S. mutans. Nos países do terceiro mundo, tem-se observado um rápido aumento das cáries, tanto em crianças como em adolescentes. O baixo rácio dentista/população e a falta de cuidados de saúde dentária organizados limitam as possibilidades de utilização da vacinação convencional contra a cárie dentária, que poderia ser de grande valor como adjuvante preventivo em algumas sociedades e como uma importante medida de saúde pública noutras. É de salientar, no entanto, que tem de ser efectuada uma análise exaustiva da necessidade, dos custos/benefícios e dos riscos/benefícios de uma vacina contra a cárie dentária em várias sociedades e subgrupos.

Os países em desenvolvimento que não dispõem de um sistema de fluoretação da água e que não têm acesso à educação em matéria de saúde dentária têm grande necessidade de uma vacina. Uma vacina eficaz, segura e prontamente disponível pode não só ajudar a combater a dor, mas também poupar milhares de milhões de euros gastos em restaurações. Do ponto de vista da saúde pública, uma vacina contra a cárie pode ter várias implicações e benefícios potenciais:[50]

1. Prevenção da cárie dentária: A cárie dentária (cárie dentária) é um problema de saúde pública comum em todo o mundo, afectando especialmente as crianças e as populações com baixos rendimentos. Uma vacina poderia potencialmente prevenir o desenvolvimento de cáries, visando as bactérias (como o Streptococcus mutans) responsáveis pela cárie dentária.
2. Redução dos custos dos cuidados de saúde: O tratamento e a gestão da cárie dentária impõem custos significativos aos sistemas de saúde a nível mundial. Uma vacina que reduza a incidência e a gravidade da cárie poderia levar a poupanças substanciais nas despesas com os cuidados de saúde dentários.
3. Melhoria da equidade em matéria de saúde oral: A cárie dentária afecta desproporcionadamente as populações desfavorecidas que podem ter um acesso limitado aos cuidados dentários. Uma vacina poderia ajudar a atenuar estas disparidades, fornecendo uma medida preventiva que é acessível e económica para todos.
4. Benefícios a longo prazo para a saúde oral: Ao contrário das medidas preventivas tradicionais, como os tratamentos com flúor e os selantes dentários, uma vacina poderia oferecer uma proteção a longo prazo contra as cáries, reduzindo potencialmente a necessidade de tratamentos dentários invasivos mais tarde na vida
5. Integração em programas de saúde pública: Se for comprovada a sua eficácia e segurança, uma vacina contra a cárie poderá ser integrada nos programas de

vacinação existentes, tais como os calendários de imunização infantil, tornando-a amplamente acessível às crianças a nível mundial.

No entanto, também existem desafios:

- Eficácia e segurança: O desenvolvimento de uma vacina que vise eficazmente as bactérias causadoras de cáries sem causar efeitos adversos é um desafio.

- Factores comportamentais e ambientais: As práticas de higiene oral, a dieta e outros factores ambientais também desempenham um papel importante no desenvolvimento da cárie dentária, o que pode limitar a eficácia de uma vacina isolada.

Globalmente, embora o conceito de uma vacina contra a cárie seja promissor para a saúde pública, é necessária mais investigação e desenvolvimento para avaliar a sua viabilidade, segurança e potencial impacto na saúde oral a nível da população.

Com certeza! Aqui estão informações mais pormenorizadas sobre vários aspectos relacionados com uma potencial vacina contra a cárie:

Bases científicas e desenvolvimento:

1. Agente patogénico alvo: O alvo principal de uma vacina contra a cárie é normalmente o *Streptococcus mutans, uma bactéria que se encontra na placa dentária e que desempenha um papel crucial na formação da cárie dentária, metabolizando os açúcares em ácidos que corroem o esmalte dos dentes.
2. Estratégias de vacinação: Estão a ser exploradas várias abordagens:

- Vacinas baseadas em antigénios: Visando antigénios específicos do Streptococcus mutans para estimular uma resposta imunitária.

- Exclusão competitiva: Introduzir estirpes inofensivas de bactérias para competir com o S.mutans.

- Rutura do biofilme: Impedir a aderência de S. mutans às superfícies dentárias.

3. Ensaios clínicos: A investigação avançou para ensaios pré-clínicos e clínicos iniciais em humanos para avaliar a segurança, a eficácia e as formulações ideais da vacina. No entanto, nenhuma vacina contra a cárie foi amplamente aprovada para uso clínico.
4. Integração em programas de saúde pública: Se se provar eficaz e segura, uma vacina contra a cárie pode ser integrada nos programas de vacinação existentes, como os calendários de imunização infantil, tornando-a amplamente acessível às crianças a nível mundial.

Impacto na saúde pública:

1. Potencial preventivo: Uma vacina contra a cárie bem sucedida poderia reduzir significativamente a incidência e a gravidade da cárie dentária, particularmente entre as populações vulneráveis, como as crianças e as pessoas com acesso limitado a cuidados dentários.
2. Relação custo-eficácia: Os programas de vacinação são geralmente considerados rentáveis quando comparados com as despesas de tratamento da cárie dentária e das complicações associadas, como abcessos e perda de dentes.
3. Potencial preventivo: Uma vacina contra a cárie bem sucedida poderia reduzir significativamente a incidência e a gravidade da cárie dentária, particularmente entre as populações vulneráveis, como as crianças e as pessoas

com acesso limitado aos cuidados dentários.

4. Relação custo-eficácia: Os programas de vacinação são geralmente considerados rentáveis quando comparados com as despesas de tratamento da cárie dentária e das complicações associadas, como abcessos e perda de dentes.
5. Integração em programas de imunização: Se for comprovada a sua eficácia e segurança, uma vacina contra a cárie pode potencialmente ser integrada nos programas de imunização infantil existentes, melhorando a saúde oral juntamente com os esforços de saúde pública existentes.

Desafios e considerações:

1. Complexidade do microbioma oral: A cavidade oral alberga um microbioma diversificado e a sua alteração através da vacinação pode ter consequências indesejadas. A manutenção de um equilíbrio saudável das bactérias orais é crucial para a saúde oral geral.
2. Factores comportamentais: O desenvolvimento da cárie dentária é influenciado por factores como a dieta, as práticas de higiene oral e o acesso a água fluoretada. Uma vacina complementaria e não substituiria estas medidas preventivas.
3. Aceitação ética e social: A aceitação de uma vacina contra a cárie nas comunidades e pelos prestadores de cuidados de saúde é essencial. A educação sobre os seus benefícios e segurança seria fundamental para uma adoção generalizada.
4. Potencial preventivo: Uma vacina contra a cárie bem sucedida poderia reduzir

significativamente a incidência e a gravidade da cárie dentária, particularmente entre as populações vulneráveis, como as crianças e as pessoas com acesso limitado aos cuidados dentários.

5. Relação custo-eficácia: Os programas de vacinação são geralmente considerados rentáveis quando comparados com as despesas de tratamento da cárie dentária e das complicações associadas, como abcessos e perda de dentes.
6. Integração em programas de imunização: Se for comprovada a sua eficácia e segurança, uma vacina contra a cárie poderia potencialmente ser integrada nos programas de imunização infantil existentes, melhorando a saúde oral juntamente com os esforços de saúde pública existentes.
7. Investigação contínua: É necessária mais investigação para aperfeiçoar as fórmulas das vacinas, compreender a eficácia a longo prazo e abordar as questões de segurança.
8. Aplicação global: Consideração de como uma vacina contra a cárie poderia beneficiar diversas populações em todo o mundo, particularmente em regiões com elevada prevalência de cárie e infra-estruturas limitadas de cuidados dentários.
9. Esforços de colaboração: A colaboração entre investigadores, agências de saúde pública, profissionais de medicina dentária e comunidades será vital para o desenvolvimento, avaliação e implementação de uma vacina contra a cárie.

Em conclusão, embora uma vacina contra a cárie seja promissora para melhorar a saúde oral a nível da população, trata-se de uma área complexa que requer investigação e colaboração contínuas para concretizar eficazmente os seus potenciais benefícios.

Riscos da utilização da vacina contra a cárie

Todas as vacinas, se fabricadas e administradas corretamente, parecem não ter riscos. O risco mais grave é que os soros de alguns doentes com febre reumática apresentam reatividade cruzada serológica entre antigénios do tecido cardíaco e certos antigénios de estreptococos hemolíticos (Shiva Kumar, 2009). As experiências que utilizaram anti-soros de coelhos imunizados com células inteiras de S. mutans e com uma proteína de elevado peso molecular de S. mutans revelaram uma reação cruzada com tecidos cardíacos normais de coelho e humanos. Na membrana celular de S. mutans e Streptococcus ratti encontram-se polipéptidos imunologicamente reactivos com tecido cardíaco humano e miosina dos músculos do esqueleto de coelho (Harris, 1983).[48]

O desenvolvimento de uma vacina eficaz para prevenir a cárie dentária pode não só ajudar a combater a dor e os problemas de saúde associados à cárie, mas também poupar uma grande quantidade de dinheiro que é destinado ao tratamento de restauração em todo o mundo. Dado que a cárie dentária se desenvolve normalmente de forma lenta e pode ocorrer ao longo da vida, é de prever que a proteção imunitária tenha de ser igualmente duradoura. É claramente entendido que *S . mutans* não é o único microrganismo cariogénico e que uma série de factores influenciam o desenvolvimento da doença, a principal questão que se coloca é até que ponto uma vacinação bem sucedida contra *S. mutans* poderia reduzir a incidência de cáries dentárias (Krasse, 1987).

Apesar dos promissores avanços laboratoriais, as vacinas anticáries ainda estão longe de ser uma realidade atual, uma vez que a maioria dos estudos é feita em pequenos animais, o que dificulta a extrapolação para o ser humano.

Apesar do grande número de estudos laboratoriais com animais de laboratório e da evidência da eficácia das vacinas, não existe comercialização para uso humano. A produção de vacinas exige investimentos em grande escala, onerando largamente os seus custos, o que não é viável e vantajoso para os sistemas de saúde pública.

Além disso, alguns desafios devem ser ultrapassados através de mais investigação, como o tempo de permanência da vacina com concentração adequada na cavidade oral, a melhor via de administração, bem como uma redução da possibilidade de reacções cruzadas (Shiva Kumar, 2009).5[0]

Streptococcus sanguis ou Streptococcus mutans mostraram que os resultados não aceitam o conceito de que a vacinação de seres humanos contra a cárie dentária poderia aumentar a sua suscetibilidade à endocardite estreptocócica. [29]

Foi realizado um estudo em que ratos e coelhos imunizados perifericamente com preparações ribossómicas de S. mutans não apresentavam o determinante putativo de reatividade cruzada do coração humano e sugeriu que a vacina ribossómica de S. mutans contra a cárie dentária pode não ser patogénica para os tecidos cardíacos ou renais humanos.[30]

Um estudo, no qual coelhos imunizados com algumas estirpes de estreptococos mutans, forneceu provas de que os antigénios de S. mutans podem provocar anticorpos que reagem de forma cruzada com o tecido cardíaco, o que, por sua vez, pode induzir casos de miocardite, representando um risco inaceitável para a saúde dos receptores da vacina 1311.

O potencial das células inteiras de Streptococcus para produzir anticorpos reactivos ao coração, o desenvolvimento de uma vacina de subunidade para controlar a cárie dentária tem sido o foco de intensa investigação.

A vacina contra o S. mutans induz a produção de anticorpos que reagem não só contra esses antigénios específicos, mas também contra os tecidos cardíacos, sendo normalmente reactivos ao coração nos doentes com febre reumática. Assim, a vacina deve ser suficientemente pura com a remoção do epítopo específico no AgI/ll, devido ao qual provoca reatividade cardíaca.

Avanços recentes

Dado que a cárie dentária se desenvolve normalmente de forma lenta e pode ocorrer ao longo da vida, pode prever-se que a proteção imunitária teria de ser igualmente duradoura. Assim, a duração e a recordação anamnéstica das respostas dos anticorpos salivares são factores importantes. Embora seja agora claro que as respostas imunitárias das mucosas podem persistir e que a memória é estabelecida se o estímulo de iniciação for suficiente, sabe-se relativamente pouco sobre os parâmetros que governam a memória no sistema imunitário das mucosas. As caraterísticas das células de memória específicas da mucosa, a sua localização e a forma como podem ser chamadas e dirigidas para determinados locais efectores, como as glândulas salivares, para produzir anticorpos IgA para transporte para a secreção, são temas importantes para investigação.

Embora o conhecimento atual sustente que a colonização oral com estreptococos mutans ocorre principalmente durante uma "janela de infecciosidade" por volta dos 2 anos de idade, após a erupção dos dentes decíduos, não é claro se existem outras oportunidades de colonização, por exemplo, quando as crianças entram na escola e se misturam socialmente com um grupo muito maior de colegas, ou quando os dentes permanentes erupcionam. Duas conclusões decorrem destas considerações: (i) que seria necessário imunizar bebés ou crianças pequenas para fornecer proteção imunitária antes da colonização inicial com estreptococos mutans; (ii) que a imunização de reforço para recordar as respostas pode ser desejável para evitar a colonização em momentos posteriores.[48]

Como a transmissão dos estreptococos mutans parece ser principalmente da mãe para o bebé [Li e Caufield, 1995], uma terceira possibilidade é que as jovens mães possam ser imunizadas ativa ou passivamente com o objetivo de reduzir a sua carga oral de estreptococos mutans (possivelmente em combinação com a profilaxia convencional ou outras intervenções), diminuindo assim a probabilidade e a extensão da transmissão aos seus bebés. Se as bactérias transferidas estiverem revestidas com anticorpos salivares maternos, isso reduziria provavelmente a sua capacidade de colonizar a boca do bebé. Foi sugerido que a imunização de mães jovens para induzir a geração de anticorpos contra estreptococos mutans no leite materno poderia ser explorada para fornecer imunidade passiva contra cáries aos seus bebés. No entanto, parece improvável que esta estratégia tenha um impacto significativo, pelo menos nas sociedades ocidentais, onde a amamentação. Se for administrada, normalmente termina muito antes da abertura da "janela de infecciosidade" para os estreptococos mutans.

Independentemente do mecanismo através do qual se obtém a proteção imunitária contra a cárie dentária, os avanços futuros para tornar a imunização contra a cárie praticável dependerão de ensaios clínicos destinados a determinar se os resultados das experiências com animais podem ser transferidos para os seres humanos. Os objectivos específicos de tais estudos incluem determinar se as respostas imunitárias adequadas podem ser geradas com segurança nos seres humanos, especialmente nos grupos etários susceptíveis, e se tais respostas proporcionarão níveis de proteção desejáveis.

Os objectivos da vacinação contra a maioria das outras doenças infecciosas, principalmente as agudas, são normalmente proporcionar uma proteção quase completa do indivíduo contra a infeção e alcançar uma prevalência suficientemente elevada de imunidade numa população, de modo a que a cadeia de transmissão seja quebrada e o agente patogénico não possa manter-se na comunidade.

No entanto, a biologia da cárie é diferente da das infecções agudas, e tal como acontece com outras modalidades de intervenção, é concebível que a imunização não atinja uma eficácia completa. No entanto, uma eficácia tão baixa como 30% poderia ter um impacto significativo no peso da cárie e nos custos sociais e económicos a ela associados.

Dado que a maior parte das cáries dentárias ocorre num sector de alto risco da população (pelo menos nos EUA), a aplicação de uma vacina opcional a esses indivíduos aumentaria o seu impacto.

O futuro dos estudos sobre a vacina LEAPS prosseguirá em duas direcções: aperfeiçoamento da atual e desenvolvimento de novas vacinas LEAPS contra outras doenças e determinação do mecanismo pelo qual as vacinas LEAPS dirigem e iniciam as respostas imunitárias. Embora tenham sido feitos avanços na identificação das células que são activadas pelas vacinas LEAPS e exista uma literatura sobre a G-ICBL, ainda há muitos

47

questões sem resposta para resolver.

As vacinas J-LEAPS actuam na medula óssea murina e nos precursores de monócitos humanos para os converter em DCs, mas o mecanismo pelo qual isto ocorre não é conhecido. A ligação covalente entre a J-ICBL e o péptido imunogénico é necessária para a atividade. É provável que a J-ICBL se ligue a um recetor específico e que o péptido imunogénico seja necessário para a sua atividade.

É provável que a J-ICBL se ligue a um recetor específico e que o péptido imunogénico se ligue a outro recetor, possivelmente o MHC I ou o MHC II, para reticular os receptores de superfície celular e prolongar o tempo de ocupação do recetor. O recetor da J-ICBL está a ser investigado. A ativação da quinase e de outras vias seguir-se-á à ligação das vacinas J-LEAPS para alterar o repertório de factores de transcrição activados e a expressão genética na célula. A identificação destas alterações e do seu curso temporal pode fornecer pistas adicionais sobre o mecanismo de ação. Estudos adicionais determinarão o fenótipo final da CD gerada pelas vacinas J-LEAPS e a forma como modula a função das células T.[49]

Todas as vacinas, se fabricadas e administradas corretamente, parecem não apresentar riscos. O risco mais grave é que os soros de alguns doentes com febre reumática apresentam reatividade cruzada serológica entre antigénios do tecido cardíaco e certos antigénios de estreptococos hemolíticos. Foi relatado que experiências utilizando anti-soros de coelhos imunizados com células inteiras de S. mutans e com uma proteína de elevado peso molecular de S. mutans apresentaram reação cruzada com tecidos cardíacos normais de coelho e humanos. Na membrana celular de S. mutans e Streptococcus ratti encontram-se polipéptidos imunologicamente reactivos com tecido cardíaco humano e miosina dos músculos do esqueleto de coelho.[1]1

Na maioria dos países em desenvolvimento do mundo, tem-se registado um rápido aumento das cáries dentárias em crianças e adolescentes. Além disso, um baixo rácio dentista/população e a falta de cuidados dentários organizados limitam as possibilidades de utilização de outros métodos de prevenção da cárie. Por conseguinte, o desenvolvimento de uma vacina eficaz para prevenir a cárie dentária pode não só ajudar a combater a dor e os problemas de saúde associados à cárie, mas também poupar uma grande quantidade de dinheiro que é gasto no tratamento de restauração em todo o mundo. Dado que a cárie dentária se desenvolve normalmente de forma lenta e pode ocorrer ao longo da vida, é de prever que a proteção imunitária tenha de ser igualmente duradoura. É claramente entendido que o S. mutans não é o único microrganismo cariogénico e que uma série de factores influenciam o desenvolvimento da doença, a principal questão que se coloca é até que ponto uma vacinação bem sucedida contra o S. mutans poderia reduzir a incidência de cárie dentária.[50] A terapia tradicional com vacinas indica que a imunização deve ter lugar antes da infeção.[49]

Dado o padrão aparente de colonização por estreptococos mutans e a associação destes organismos com a doença, isto sugere que a imunização contra a cárie dentária deve começar no início do segundo ano de vida para as populações com risco "normal" de infeção. Se a colonização bacteriana do biofilme dentário estiver completa após a erupção de todos os dentes decíduos e se for possível, através da imunização, prevenir a colonização por estreptococos mutans antes deste período, então o benefício da imunização precoce pode estender-se até que os dentes secundários comecem a erupcionar, expondo novas condições ecológicas. Assim, uma vacinação bem-sucedida dirigida contra o S. mutans pode contribuir muito para melhorar o estado de cárie das populações vulneráveis e servir como uma importante medida de saúde pública noutras. No entanto, é obrigatória uma análise exaustiva da necessidade, dos custos-benefícios e dos riscos-benefícios da vacina em várias sociedades e comunidades.

Estes novos métodos, que se encontram em fase de ensaios clínicos, estão a ser utilizados para reforçar a resposta imunitária e estimular a produção de anticorpos que podem constituir um mecanismo de proteção.

Os vários novos métodos são:

1. Nova vacina de DNA anti-cárie de fusão
2. Adjuvantes e sistemas de entrega para a vacina como:

a. Peptídeos sintéticos
b. Acoplamento com a subunidade da toxina da cólera e da E. coli
c. Vacinas recombinantes com estirpes de salmonelas
d. Lipossomas
e. Microcápsulas e micropartículas
f. Vacinas conjugadas.

Conclusão

Uma vez que a cárie dentária é uma doença multifatorial, existem várias modalidades para a prevenir, como a utilização de fluoretos, o controlo mecânico e químico da placa bacteriana, selantes de fossas e fissuras, etc. No entanto, na maior parte dos casos, o tratamento da doença limita-se, em grande parte, à remoção da parte doente do dente e à colocação de uma restauração adequada, sendo dada pouca atenção ao controlo da própria doença. Durante décadas, uma vacina dentária tem sido o tópico da imunologia das mucosas e da investigação sobre doenças infecciosas. Aparentemente, o foco principal da investigação dentária é o desenvolvimento de vacinas orais anti-mutantes seguras e eficazes.[51]

A vacinação contra a cárie baseia-se na ideia de que os mesmos princípios que se aplicam à imunidade da mucosa são aplicáveis à proteção contra a cárie. No entanto, o dilema é que a cárie dentária não ocorre numa superfície mucosa, mas numa superfície dura, em grande parte não reactiva. Estudos em animais sugerem que existe uma grande promessa na implantação de estirpes microbianas orais benignas capazes de completar com sucesso com S. mutans (terapia de substituição), mas poucos ensaios humanos foram realizados até à data.

Existe uma diferença significativa de opiniões sobre se o anticorpo para proteção contra a cárie deve residir na classe IgG ou IgA dos estudos de anticorpos. Independentemente do mecanismo pelo qual se obtém a proteção imunitária contra a cárie dentária, os avanços futuros para tornar a imunização contra a cárie praticável dependerão de ensaios clínicos destinados a determinar se os resultados das experiências com animais podem ser transferidos com êxito para os seres humanos. As estratégias de imunização ativa ou passiva, que visam elementos-chave na patogénese molecular do S. mutans, são promissoras. A integração destas abordagens em programas de saúde pública de base alargada pode ainda evitar a doença da cárie dentária sentida por muitas das crianças do mundo, entre as quais as que apresentam um risco elevado de cárie podem obter o maior benefício.

Em 2003, o National Institute of Dental and Craniofacial Research (NIDCR) constituiu um painel sobre a vacina contra a cárie [51]. O painel debateu algumas questões gerais relacionadas com o desenvolvimento de uma vacina contra a cárie. Estas incluíam elementos para o desenvolvimento de uma vacina bem sucedida, a questão económica/risco-benefício, as parcerias industriais e os modelos de cuidados para o acesso e a distribuição e um modelo de distribuição eficiente para uma vacina. As seguintes recomendações gerais foram apresentadas pelo painel cárie[49]

Há um valor intrínseco em aprender mais sobre a ciência em termos do sistema imunitário das mucosas e o NIDCR deve continuar a apoiar a investigação básica em imunobiologia.

b. As barreiras do mundo real têm de ser consideradas e ultrapassadas se se partir da premissa de que um produto será entregue.

Foi postulado que talvez o NIDCR devesse enquadrar o objetivo deste projeto de forma diferente e fornecer orientações à comunidade. A abordagem pode ser a de apenas chegar à prova de princípio nos ensaios de fase III.

c. Poderá haver alguma vantagem intrínseca numa abordagem de imunidade passiva, tanto em termos de custos como de aceitação.

d. Há definitivamente uma necessidade de mais correlatos epidemiológicos longitudinais. Este objetivo pode ser alcançado através de um "centro onde consultores especializados possam trabalhar com o pessoal do núcleo na resolução dos vários problemas.

e. Devem ser aproveitadas as experiências naturais, especialmente as crianças que não estão colonizadas apesar de uma exposição significativa.

É necessária mais investigação sobre possíveis diferenças nos factores inatos (i.e., saliva) e sobre o acompanhamento longitudinal da forma como o ambiente oral se altera.

Claramente, há fortes evidências de que S. mutans e Streptococcus sobrinus estão intimamente associados à cárie dentária. O tratamento com flúor utilizado no estrangeiro limitou com êxito a progressão da cárie, mas não foi suficiente para controlar esta doença infecciosa, mesmo quando utilizado em conjunto com a limpeza profissional dos dentes e o aconselhamento dietético em populações altamente expostas a estas microbrias cariogénicas. As estratégias de imunização ativa e passiva, que visam elementos-chave na patogénese molecular dos estreptococos mutans, são promissoras.

A integração destas abordagens em programas de saúde pública de base alargada pode ainda evitar a doença da cárie dentária em muitas das crianças do mundo, entre as quais as de alto risco podem obter o maior benefício. Apesar do declínio encorajador da cárie dentária observado nos últimos anos em muitas populações, milhões de crianças continuam em risco de sofrer cáries dentárias extensas e é particularmente preocupante o facto de muitas das que sofrem estarem entre as que têm menos probabilidades de obter um tratamento satisfatório. Juntamente com os métodos estabelecidos de prevenção da cárie, as vacinas contra a cárie têm o potencial de dar um contributo muito valioso para o controlo da doença[49].

Entretanto, a investigação básica sobre o modo de ação da vacina contra a cárie e a procura de vacinas novas, mais eficazes e possivelmente polivalentes devem continuar se quisermos explorar plenamente o seu potencial para nos ajudar na luta contra a cárie dentária. Independentemente do mecanismo pelo qual a proteção imunitária contra a cárie dentária é alcançada, novos avanços para tornar a imunização contra a cárie prática dependerão de ensaios clínicos destinados a estabelecer se os resultados das experiências com animais podem ser transferidos para os seres humanos. Os objectivos específicos de tais estudos incluem determinar se as respostas imunitárias adequadas podem ser geradas com segurança em seres humanos, especialmente em grupos etários susceptíveis, e se tais respostas proporcionarão níveis de proteção desejáveis.

Embora tenham sido desenvolvidos vários métodos, tais como a utilização tópica ou sistémica de fluoretos, selantes de fissuras e controlo dietético para prevenir a cárie dentária, a eficácia destes métodos não é suficiente para erradicar a cárie dentária nos seres humanos. No entanto, existem alguns estudos sobre a eficácia das vacinas contra a cárie em seres humanos.

Referências

1. Smith DJ, Taubman MA. Experimental immunization of rats with a Streptococcus mutans 59 kDa glucan binding protein protects against dental caries. Infect Immun. 1996: 64:3069-73.
2. Pucc Shiroza T, Ueda S, Kuramitsu HK. Análise da sequência do gene gtfB de Streptococcus mutans. J Bacteriol. 1987;169:4263-70.
3. Smith DJ, Taubman MA. Vacinas contra a cárie dentária. In: New generation vaccines. Levine MM, Woodrow GC, Kaper JB, Cobon GS, editores, Nova Iorque: Marcel DekkerInc. 1997; 913-930.
4. Katz J, Harmon CC, Buckner GP, Richardson GJ, Russell MW, Mi-chalek SM. Respostas protectoras da imunoglobulina A salivar contra a infeção por Streptococcus mutans após imunização intranasal com o antigénio I/ll de S. mutans acoplado à subunidade B da toxina da cólera. Infect Immun. 1993; 61:1964-71.
5. Childers NK, Zhang SS, Michalek SM. A imunização oral de seres humanos com lipossomas desidratados contendo glu-cosiltransferase de Streptococcus mutans induz reacções de anticorpos de imunoglobulina A2 salivares. Oral Microbiol Immunol, 1994; 9:146-53.
6. Sato Y, Yamamoto Y, Harutoshi K. Clonagem e análise da sequência do gene GbpC que codifica uma nova proteína de ligação ao glucano de Streptococcus mutans. Infect Immun. 1997;65:668-75.
7. Jespersgaard C, Hajishengallis G, Huang Y, Russell MW, Smith DJ, Michalek SM. Imunidade protetora contra a infeção por Streptococcus mutans em ratos

após imunização intranasal com a região de ligação de glucano de S. mutans glucosyltransferase. Infect Immun. 1999;67:6543-49.

8. KM Shivakumart, SK Vidya2, GN Chandus Vacina contra a cárie dentária2009.

9. Lehner T, Ma JK, Kelly CG. Um mecanismo de imunização passiva com anticorpos monoclonais para um antigénio estreptocócico de 185.000 M(r).Adv Exp Med Biol. 1992;327:151-63.

10. Inoue Ma JK, Hikmat BY, Wycoff K, Vine ND, Chargelegue D, Yu L,: et al. Caracterização de um anticorpo monoclonal secretor recombinante de plantas e imunoterapia preventiva em humanos. Nature Med.4:601-606.16b.

11. H, Fukuizumi T, Tsujisawa T, Uchiyama C. Indução simultânea de células específicas produtoras de imunoglobulina A nas glândulas salivares maiores e menores após aplicação amigdalina de antigénio em coelhos. Oral Microbiol Immunol. 1999;14:21-26.

12. B, Ferretti JJ. Análise do gene gtfS de Streptococcus downei, que especifica uma glucosiltransferase que sintetiza glucanos solúveis. Infect Immun. 1990;58:2452- 58.

13. MJ, Jones KR, Kuramitsu HK, Macrina FL. Clonagem molecular e caraterização do gene da glucosiltransferase C (gtfC) de Streptococcus mutans LM7. Infect Immun. 1987;55:2176-82

14. Marcel Dekker Inc., pp. 913-930. Smith, King WF, Taubman MA. Purificação e antigenicidade de uma nova proteína de ligação ao glucano de Streptococcus mutans. Infect Immun. 1994a; 62:2545-52.

15. Haas W, Banas JA (Brandtzaeg P, Haneberg B. Role of nasalas-sociated

lymphoid tissue in the human mucosal immune system.

16. Fukuizumi T. Inoue H, Tsujisawa T, Uchiyama C A aplicação nas amígdalas de células de Streptococcus sobrinus mortas por formalina reduz a cárie dentária experimental em coelhos. Infect Immun 1999;67(1):426-8.

17. Childers NK, Tong G, Li F, Dasanayake AP, Kirk K, Michalck SM. Humanos imunizados com antigénios de Streptococcus mutans por vias mucosas. Journal of dental research 2002;81 (1):48-52.

18. Iwaki M et al. Imunização oral com Streptococcus lactis recombinante portador do gene do antigénio da proteína de superfície de Streptococcus mutans.InfectImmun1990;58(9):2929-34.

19. Lehner T. Imunologia da cárie dentária. Imunologia das doenças orais. 3ed. Publicações científicas Blackwell 1992.

20. Russell MW, Childers NK, Michalek SM, Smith DJ, Taubman MA. Uma vacina contra a cárie? O estado da ciência da imunização contra a cárie dentária. Caries Res10.2004;38(3):230-5.

21. Bowen WH, Cohen B, Cole M, Colman G. Imunização contra o Resumo dentário. J Dent Res1976;55:C164-5.

22. Takaki H, Ichimiya S, Matsumoto M, Seya T. Resposta imunitária da mucosa no tecido linfoide associado ao nariz após administração intranasal de adjuvantes. Jornal de imunidade inata 2018;10(5-6):515-21.

23. Malavika J, Hiremath SS, Das M, Musareth A, Arora P. Vacina contra a cárie dentária: A review.Int. J Oral Health Med Res 2016;3(4):104-108.

24. Fukuizumi T, Inoue H, Tsujisawa T, Uchiyama C. A aplicação nas amígdalas de células mortas com formalina de Streptococcus sobrinus reduz a cárie

dentária experimental em coelhos. Infeção e imunidade 1999;67(1):426-8.

25. Zhao W, Zhao Z, Russell MW. Caracterização das células apresentadoras de antigénios induzida por imunização intragástrica com imunogénios quiméricos recombinantes construídos a partir de Streptococcus mutans AgI/II e enterotoxinas termolábeis do tipo I ou do tipo II. Molecular oral microbiology 2011;26(3):200-9.
26. Taubman MA, Holmberg CJ, Smith DJ. Diepitopic construct of functionally and epitopically complementary peptides enhances immunogenicity, reactivity with glucosyltransferase, and protection from dental caries. Infection and immunity 2001;69(7):4210-6.
27. Arora B, Setia V, Kaur A, Mahajan M, Sekhon HK, Singh H. Vacina contra a cárie dentária: Uma visão geral. Jornal Indiano de Ciências Dentárias 2018;10(2):121.
28. Bowen WH, Cohen B, Cole M, Colman G. Immunization against dental caries: Resumo. J Dent Res1976;55:C164-5.
29. Redman TK, Harmon CC, Lallone RL, Michalek SM Imunização oral com Salmonella typhimurium recombinante que exprime o antigénio A da proteína de superfície de Streptococcus sobrinus: resposta à dose e indução de respostas humorais protectoras em ratos. Infect Immun1995;63(5):2004-11.
30. Hajishengallis G, Nikolova E, Russell MW. Inibição da adesão de Streptococcus mutans à hidroxiapatite revestida com saliva por anticorpos de imunoglobulina A secretora humana (S-IgA) ao antigénio I/II da proteína de superfície celular: reversão por clivagem da protease IgAl. Infect Immun1992;60:5057-5064.

31. Giasuddin ASM, Hude SN, Jhuma KA, Haq AMM.Disponibilidade da vacina contra a cárie dentária: Desafios

32. Akira S, Taga T, Kishimoto T. Interleukin-6 in biology and medicine.Adv Immunol 1993; 1-78.

33. Hirano T, Taga T, Nakano N, Yasukawa K, Kashiwamura S, Shimizu K, et al. Purificação até à homogeneidade e caraterização do fator de diferenciação das células B humanas (BCDF ou BSFp-2). Proc Nati Acad Sci US A 1985; 16: 5490-4.

34. Uyttenhove C, Coulle PG, Van Snick J. Crescimento e diferenciação das células T induzidos pela interleucina-HP1/IL-6, o fator de crescimento do hibridoma/plasmocitoma murino. J Exp Med 1988; 4: 1417-27.

35. Giraudo E, Arese M, Toniatti C, Strasly M, Primo L, Mantovani A, et al. A IL-6 é um fator de crescimento autócrino in vitro e in vivo para as células endoteliais transformadas em antigénio T médio. J Immunol 1996; 6: 2618-23.

36. Takai Y, Wong GG, Clark SC, Burakoff SJ, Herrmann SH. B cell stimulatory fator- 2 is involved in the differentiation of cytotoxic T lymphocytes. J Immunol 1988; 2: 508-12.

37. Jiang W, Jin N, Cui S, LI Z, Zhang L, Wang H, et al. Reforço das respostas imunitárias contra a vacina de ADN contra o VIH-1 através da coinoculação do vetor de expressão da IL-6. J Virol Methods 2006; 1-2: 1-7.

38. Ramsay AJ, Leong KH, Boyle D, Ruby J, Ramshaw IA. Enhancement of mucosal IgA responses by interleukins 5 and 6 encoded in recombinant vaccine vectors. Reprod Fertil Dev 1994; 3: 389-92.

39. Ramsay AJ, Husband AJ, Ramshaw IA, Bao S, Matthaei KI, Koehler G, et al.

The role of interleukin-6 in mucosal IgA antibody responses in vivo. Science 1994; 5158: 561-3.

40. Keyes PH. Cárie dentária nos dentes molares de ratos. II. Um método para diagnosticar e classificar vários tipos de lesões simultaneamente. J Dent Res 1958; 6: 1088- 99.

41. Barouch DH, Santra S, Steenbeke TD, Zheng XX, Perry HC, Davies ME, et al. Aumento e supressão das respostas imunitárias a uma vacina de ADN contra o VIH-1 através da administração de citocinas/Ig plasmídicas. J Immunol1998; 4: 1875-82.

42. Li W, Li S, Hu Y, Tang B, Cui L, He W. Aumento eficiente de uma resposta imunitária duradoura na vacinação com ADN gag do VIH-1 através do reforço do plasmídeo IL-15. Vaccine 2008; 26: 3282-90.

43. Calarota SA, Dai A, Trocio JN, Weiner DB, Lori F, Lisziewicz J. IL-15 como adjuvante de células T de memória para a vacina tópica DermaVir contra o VIH-1. Vaccine 2008; 40: 5188-95.

44. La Flamme AC, Pearce EJ. A ausência de IL-6 não afecta o desenvolvimento das células Th2 in vivo, mas conduz a uma proliferação deficiente, à expressão do recetor de IL-2 e a respostas das células B. J Immunol 1999; 10:5829-37.

45. Saade F. Petrovsky N. Tecnologias para aumentar a eficácia das vacinas de ADN. Expert Rev Vaccines 2012; 2: 189-209.

46. Romagnani S. O paradigma Thl/Th2. Immunol Today 1997; 6:263-6.

47. Navia JM. Modelos animais na investigação dentária. Tuscaloosa: University of Alabama Press; 1977. p280.

48. Wang S, Heilman D, Liu F, Giehl T, Joshi S, Huang X, et al. Uma vacina de

ADN que produz o antigénio LerV em oligómeros é eficaz na proteção de ratinhos contra o desafio letal da peste na mucosa. Vaccine 2004; 22:3348-57.

49. Kweon MN, Fujihashi K, Vancott JL, Higuchi K, Yamamoto M, McGhee JR, et al. Ausência de falta de resposta sistémica induzida por via oral em ratinhos knockout IN-y. J Immunol 1998; 160: 1687-93.

50. Liu GX, Xu QA, Jin J, Li YH, Jia R, Guo JH, et al. Imunização mucosa e sistémica com plasmídeo de ADN anti-cárie de fusão direcionada em ratos jovens. Vaccine 2009; 27: 2940-7.

51. Li YH, Huang S, Du M, Bian Z, Chen Z, Fan MW. Caracterização imunogénica e proteção contra a infeção por Streptococcus mutans induzida por imunização intranasal com reforço de proteínas primárias de ADN. Vaccine 2010; 28: 5370-6.

52. Jodar L, Duclos P, Milstien JB, Griffiths E, Aguado MT, ClementsCJ. Garantir a segurança das vacinas nos programas de imunização - uma perspetiva da OMS. Vaccine 2001; 13-14: 1594-605.

53. Kermode M. Unsafe injections in low-income country health settings: need for injection safety promotion to prevent the spread of blood-borne viruses. Health Promot Int 2004; 1: 95-103.

54. Nir Y, Paz A, Sabo E, Potasman I. Fear of injections in young adults: prevalence and associations (Medo de injecções em jovens adultos: prevalência e associações). Am J Trop Med Hyg 2003; 3: 341-4.

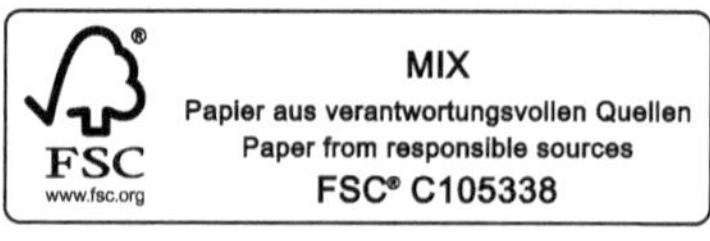

Printed by Books on Demand GmbH, Norderstedt / Germany